LES AGENTS PHYSIQUES

DANS LA

CURE DE LA TUBERCULOSE

PAR

Le Dʳ BARADAT (de Cannes)

Congrès international d'Hydrologie, de Climatologie et de Géologie.
(Grenoble, 1902)

DE QUELQUES THÉORIES NOUVELLES SUR LA CURE DE LA TUBERCULOSE :
ROBIN ET BINET, TÉTAU, LANNELONGUE ET ACHARD,
GAUBE (DU GERS). — ACTION DE L'AIR SUR LA TUBERCULOSE,
ACTION DE LA TEMPÉRATURE, — DU CLIMAT,
DE LA LUMIÈRE, — DE L'EAU, — DE L'ÉLECTRICITÉ, — DES MINÉRAUX
ET DE L'ALIMENTATION, — DE L'EXERCICE ET DU MOUVEMENT.
DÉDUCTIONS SOCIALES.

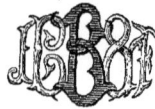

PARIS

LIBRAIRIE J.-B. BAILLIÈRE ET FILS

19, rue Hautefeuille, près du Boulevard Saint-Germain

1903

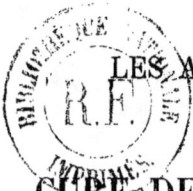

LES AGENTS PHYSIQUES

DANS LA

CURE DE LA TUBERCULOSE

DU MÊME AUTEUR:

Diagnostic de la dilatation de l'estomac. 1885, Paris.

Des éruptions sudorales dans la fièvre typhoïde et de leur valeur pronostique. *Revue de Médecine*, oct. 1887, Paris.

Des influences climatériques et telluriques sur le littoral méditerranéen. *Rapport officiel* (travail récompensé), 1890.

Vaccination chez les Arabes. *Médaille d'argent de l'Académie de Médecine*, 1892, Paris.

Maladies de la prostate et catarrhe de la vessie. *Bulletin de l'Académie de Médecine*, déc. 1897.

Des conditions hygiéniques des stations hivernales de la Méditerranée. *Congrès de Berlin*, 1900.

La tuberculose et les médications nouvelles. *XIII⁰ Congrès International des Sciences médicales*, août 1900, Paris.

L'éducation moderne de la Jeunesse envisagée comme cause prédisposante de la tuberculose. *Congrès de Londres*, juillet 1901.

Tuberculose et Sérums anti-toxiques. *Congrès de Londres*, 1901.

Sanatorium et villas sanatoria. *Congrès de Londres*, 1901.

Considérations sur la tuberculose et son traitement. *Zeitschrift f. Tuberculose*, juillet 1901, Berlin.

Les établissements d'éducation et la tuberculose. *Congrès d'Assistance familiale* (oct. 1901), 1902, Paris.

La tuberculose dans les lycées. *Siècle*, oct. 1901, Paris.

Un devoir de reconnaissance. *Bulletin de la Mutuelle de Saumur*, 1901.

Rapport au bureau central international de Berlin sur un projet de sanatorium allemand dans les Alpes-Maritimes. Janvier 1902.

Les agents physiques dans la cure de la tuberculose. *Congrès d'hydrologie*, Grenoble 1902; 1903, Paris.

Le dispensaire de la Croix-Rouge de Cannes, son rôle, ses bienfaits. Conférence faite à la Croix-Rouge française, 1903.

LES AGENTS PHYSIQUES

DANS LA

CURE DE LA TUBERCULOSE

PAR

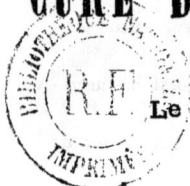 Le Dr **BARADAT** (de Cannes)

Congrès international d'Hydrologie, de Climatologie et de Géologie.
(Grenoble, 1902)

DE QUELQUES THÉORIES NOUVELLES SUR LA CURE DE LA TUBERCULOSE :
ROBIN ET BINET, TÉTAU, LANNELONGUE ET ACHARD,
GAUBE (DU GERS). — ACTION DE L'AIR SUR LA TUBERCULOSE,
ACTION DE LA TEMPÉRATURE, — DU CLIMAT,
DE LA LUMIÈRE, — DE L'EAU, — DE L'ÉLECTRICITÉ, — DES MINÉRAUX
ET DE L'ALIMENTATION, — DE L'EXERCICE ET DU MOUVEMENT.
DÉDUCTIONS SOCIALES.

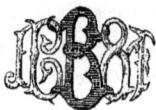

PARIS

LIBRAIRIE J.-B. BAILLIÈRE ET FILS
19, rue Hautefeuille, près du Boulevard Saint-Germain

—

1903

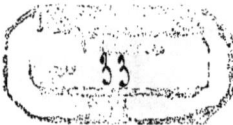

LES AGENTS PHYSIQUES

DANS

LA CURE DE LA TUBERCULOSE

SOMMAIRE

(du Gers); le minéral sert de base de vie dans le règne végétal et dans le règne animal; il existe un sol animal susceptible d'être analysé et amélioré, comme le sol végétal; travaux de Robin, Lemoine, Pegurier.— Un dérivé du vanadium.— L'alimentation, minéralisation indirecte.

IX. — **L'Exercice et le Mouvement.** — Le repos est en faveur; ce mode de traitement est confirmé par les théories et l'expérimentation de Robin et celles de Lannelongue; cependant l'exercice donne de la vigueur aux muscles; le lit amène des embonpoints menteurs qui s'effritent rapidement; les Anglais traitent leurs tuberculeux riches par la vie au grand air, sous la tente, par la chasse dans les plaines sud-africaines.

X. — **Conclusion et déductions sociales conformes aux besoins de notre époque.**

CONSIDÉRATIONS GÉNÉRALES

Sans renoncer absolument aux secours de la chimie, je crois que, dans la lutte contre la tuberculose, les moyens physiques sont les plus efficaces, les plus maniables et ceux qui s'adaptent le mieux à tous les cas, pourvu que le médecin sache bien les discipliner, les disposer et les appliquer à chaque tempérament particulier de malade.

Outre que cette médication par les agents naturels n'entraîne pas avec elle des troubles accessoires, comme le font souvent les médications chimiques, elle a l'avantage de pouvoir être exercée tout au long de la maladie, avant comme après l'invasion de l'organisme par les bacilles de Koch, avant comme après l'apparition des accidents consécutifs.

La distinction que la science fait de nos jours entre l'agent infectieux et le terrain tuberculisable met pleinement en lumière la valeur de la cure naturelle. Contre l'agent lui-même, contre le bacille, les moyens hygiéniques les plus rigoureux sont à peu près impuissants. C'est en vain que des affiches officielles défendent en tous lieux de cracher par terre. C'est en vain que les bien portants sont séparés des tuberculeux par une formidable barrière de prohibitions, de précautions et de suspicions. Le microbe

se rit de nos efforts et pénètre en nous de toutes parts.
La moitié de l'humanité est bacillisée. L'empereur d'Allemagne ne voulait pour sa garde royale que des hommes
d'une merveilleuse santé; mais les médecins militaires
chargés de ce recrutement durent renoncer à éprouver les
candidats par la tuberculine, car le nombre de ceux qui
réagissaient était trop grand, et le choix devenait impossible. Notre principal effort doit donc s'employer à fortifier le terrain, à le rendre inhabitable pour le microbe.
Dans le « duel entre le bacille et le bacillisé », puisque
nous ne pouvons pas tuer le bacille, nous pouvons du
moins le mettre en état d'infériorité et d'impuissance. C'est
ce que le professeur Landouzy explique exactement : « Le
microbe est migrateur, il peut voyager à travers le sang
ou la lymphe et se fixer sur un organe quelconque du
corps humain, dès que des circonstances favorables lui permettent d'y vivre aisément et d'y pulluler, c'est-à-dire
quand cet organe, atteint dans sa texture ou son fonctionnement, cesse de posséder des cellules capables de repous-
ser les attaques bacillaires, quand ces cellules ne possèdent
plus des liquides intra et paracellulaires capables de dé-
truire ou de neutraliser les poisons microbiens. Tout le
traitement de la tuberculose doit s'inspirer de cette néces-
sité : donner à l'organisme des cellules résistantes. »

Des découvertes récentes ont déterminé les caractères
du terrain tuberculisé ; grâce à MM. Robin, Tétau et
Gaube, il est possible, d'abord de reconnaître les indices
de la prédisposition, ensuite de déclarer, avec une exac-
titude presque mathématique, à quel degré d'infériorité
ou de supériorité se trouve le bacillisé à l'égard du bacille.

Dans sa communication au Congrès britannique de la
tuberculose, M. le professeur Albert Robin a démontré,
vous le savez, que l'exagération des échanges respiratoires est l'une des conditions du terrain de la phtisie. « La
prédisposition, qu'elle soit héréditaire ou acquise, reconnaît au moins comme l'une de ses causes, l'aptitude de
l'organisme à consommer trop d'oxygène, à en fixer trop
dans les tissus et à produire trop d'acide carbonique, en
un mot à se consumer exagérément, ce qui correspond

bien à l'idée hippocratique persistant encore dans la tradition populaire. » En même temps, dans l'organisme prédisposé, il y a d'après les analyses de Gaube (1), confirmées par le professeur Robin, une déminéralisation intense.

Les expériences de M. le docteur Tétau ont complété les recherches du professeur Robin et leur ont apporté un surcroît de preuve. Le docteur Tétau, en effet, se sert de la température du corps comme moyen de diagnostic précoce du terrain de prédisposition à la tuberculose pulmonaire. « La prédisposition à la réceptivité de la contagion tuberculeuse et la marche de la maladie sont en raison directe, dit-il, de l'élévation de la température moyenne caractérisant les échanges organiques. »

Le docteur Gaube a rendu fécondes les découvertes du professeur Albert Robin, en démontrant, d'une part, d'une façon précise, que la matière minérale est l'élément et l'aliment premier de tout ce qui vit, et, d'autre part, en déterminant la spécificité de minéralisation propre à chaque groupe de plastides de l'être vivant.

Le professeur Lannelongue, enfin, par ses expériences sur les cobayes, a tenté de démontrer la valeur des différents agents naturels sur les tuberculisés.

Bien que parfois ces auteurs se soient laissé entraîner à des conséquences peut-être excessives, nous pouvons avantageusement utiliser leurs recherches et en faire la base scientifique solide de la cure par les agents naturels.

Avant de la décrire en détail, je dois faire remarquer qu'elle n'est pas une méthode unique, applicable, telle quelle, à l'universalité des cas. Elle est ondoyante et diverse. Elle doit changer d'aspect pour chaque malade. Elle vaut, peut-on dire, autant que valent l'intelligence du médecin qui l'applique et la docilité du malade qui la subit. Le médecin, en effet, doit emprunter à la nature tantôt ce remède tantôt cet autre, selon le tempérament de chaque malade, selon ses antécédents, selon les complications qui peuvent survenir dans son état. Tel moyen naturel de guérison convient au tuberculeux lymphatique,

---

(1) GAUBE, journal : « Les Connaissances médicales, 1894. »

qu'il ne faudrait pas employer pour le tuberculeux neurasthénique ; tel autre guérit le bilieux, qui compromet-
trait la santé du lymphathique. Le docteur Tétau disait :
« Le traitement de la tuberculose ne peut être un, c'est
un traitement variable suivant les individus, suivant le
terrain : c'est pourquoi tous les traités de médecine signa-
lent des cas de guérison obtenus par les remèdes les plus
contraires ; or, dans ces cas où le remède n'a pas produit
la même action, ce n'est pas lui qu'il faut accuser d'inac-
tivité, mais le terrain, qui n'était pas celui qui convenait
au remède. » Le professeur Plicque écrivait pareillement : « Les modalités sous lesquelles se présente la tuberculose sont tellement variées, tellement personnelles,
qu'il convient bien de varier les médications et d'adapter
à chacun les moyens correctifs qui conviennent à son
idiosyncrasie. » Presque autant que le médecin, le malade
lui-même est l'artisan de sa propre santé. Une défaillance
de sa part, une imprudente déviation aux règles prescri-
tes peuvent retourner contre lui les remèdes naturels : il
ne faut pas qu'il respire plus, ni moins, qu'on le lui or-
donne ; il ne faut pas qu'il fasse plus ni moins d'exercice ;
il faut qu'il se laisse conduire par la main comme un
enfant. Surtout, plus il aura de confiance dans la cure qu'on
lui propose, plus il la rendra efficace et victorieuse. En
France surtout, où la médecine naturelle vient à peine de
naître, et où l'on hésite encore à l'adopter, il faut que le
malade se fasse une foi dans ce traitement. Il n'a pour
cela qu'à considérer les nations où on guérit avec l'eau,
l'air, l'électricité et le mouvement. « Dans la montagne
ou sur le bord de la mer, dit le professeur Grancher, pour
que le tuberculeux guérisse, il faut qu'il veuille guérir. »
Laënnec et ses successeurs immédiats, *en proclamant
l'incurabilité*, ont propagé une erreur criminelle, qui en-
lève la confiance aux malades et en fait une proie facile.
L'incurabilité est démentie par l'anatomie pathologique
et par l'observation clinique. « Vous constatez, écrit le professeur Jaccoud, la présence de quelques tubercules dans
les poumons ; ne croyez pas pour cela dès cet instant que
l'individu qui les porte est fatalement destiné à être tué

par eux. Vous constatez que ces tubercules se ramollissent, qu'une caverne se forme: ne croyez pas pour cela qu'il est perdu... ayez sans cesse présent à l'esprit la tendance naturelle du tubercule à la transformation fibreuse qui est la guérison. » Vraiment les malades devraient répéter soir et matin cette *Prière des Tuberculeux* si joliment imaginée par le docteur Daremberg : « Je demande à avoir assez d'énergie pour ne pas implorer ou rechercher des médicaments qui aggravent mon mal. Je péserai méthodiquement mes exercices d'après la marche de ma température et le poids de mon corps. Je saurai éviter l'ennui malgré la solitude et le repos forcé auquel je suis astreint. Je m'engage à ne pas m'insurger contre mes parents, mes médecins et tout mon entourage, parce que je ne guéris pas assez vite. Je suis seul responsable de la marche de la maladie et, si je ne guéris pas, ce sera ma faute, ma très grande faute. »

Prenons, maintenant, un à un, les moyens de guérison que nous offre la nature généreuse. Ils sont autour de nous ; ils enveloppent notre vie ; nous les respirons, nous les voyons, nous en sommes réchauffés. C'est le soleil lumineux et ardent, c'est l'air léger, c'est l'eau fluide et fraîche. Comment guérissent-ils la tuberculose ? et comment faut-il les employer selon les cas ? Ce sont les questions que nous allons nous poser à propos de chacun d'eux.

L'AIR

C'est par l'air que nous commençons : à tout seigneur tout honneur. Il est le plus grand ennemi de la tuberculose. Huchard a écrit : « L'air est le premier des aliments et le premier des médicaments pour le phtisique. » En tant qu'aliment il fournit les matériaux nécessaires à l'hématose ; en tant que médicament, il introduit dans l'économie des substances absorbables auxquelles il sert de véhicule et par lesquelles il exerce une action topique sur la membrane respiratoire. Quand on songe que chaque inspiration introduit dans nos poumons un demi-litre d'air, et cela quinze à vingt fois par minute, on comprend la puissance de l'air en tant qu'agent vecteur, on comprend dès lors combien devient capitale sa pureté.

Les docteurs Lannelongue, Achard et Gaillard ont démontré, dans des expériences curieusement précises, la nocuité pour les poumons de l'air chargé de souillures. Après avoir inoculé, le même jour, avec la même dose d'une dilution de virus tuberculeux, des cobayes mâles, il les ont partagés en lots de dix, de poids égal entre eux. Deux de ces lots ont été soumis plusieurs fois par jour à l'inhalation de poussières, tandis que deux autres servaient de témoins. Ils rendent ainsi compte du résultat : « Il ne reste qu'un cobaye vivant dans chacun des deux lots où l'on a fait inhaler les poussières, ce qui veut dire qu'il en est mort 18, tandis qu'il y a encore 17 vivants sur 20 dans les deux lots témoins. Plusieurs des animaux insufflés ont succombé manifestement à des broncho-pneumonies. Le résultat se montre donc avec une grand netteté. »

Il faut donc au tuberculeux un air absolument aseptique. « Le malade atteint de tuberculose pulmonaire, dit le docteur Sersiron, peut être comparé à un blessé porteur d'une plaie découverte que tous les germes et toutes les poussières flottant dans l'atmosphère viendront souiller et infecter. Aussi la première indication est-elle de garantir cette plaie pulmonaire des impuretés que lui apporte sans cesse le continuel mouvement de va-et-vient du courant d'air respiratoire. Il faut, en un mot, placer le tuberculeux dans un milieu tel que les microbes vulgaires de la suppuration, staphylocoques, streptocoques, etc., ne puissent ni pénétrer, ni coloniser dans ses poumons, qu'ils ne puissent pas ajouter leurs toxines à celles que déjà sécrète le bacille de Koch installé dans la place, que le bacille de Koch lui-même trouve un milieu défavorable à sa multiplication. » L'air pur n'a pas seulement, peut-on ajouter, cette qualité négative de ne point contenir de microbes, il les empêche de se multiplier et finit par tuer les bacilles qui se trouvent déjà dans les bronches. Il n'est pas seulement *aseptique*, il est *antiseptique*. Dans un organisme nourri d'air pur, le bacille a peine à vivre. En outre, pour peu que l'air soit en mouvement, il exerce sur la surface cutanée des effets physiques et mécaniques qui facilitent la respiration. Enfin, il a une action sur l'état général du malade, en excitant l'appétit : avantage essentiel pour des patients soumis à la suralimentation et, par là même, exposés au dégoût de toute nourriture.

Où devons-nous chercher et trouver cet air purifié ? — Loin des villes, bien entendu. Loin des agglomérations, lycées ou ateliers, où les entassés ne respirent qu'un air ruminé, et où la phtisie veille de jour et de nuit. Loin des cafés, des théâtres, des salles de bal. « Donnez-moi, disait Peter, une grande ville avec son hygiène dépravée, et je vous rendrai une population de tuberculeux. Tel refuserait avec horreur de boire l'eau d'un égout collecteur, qui respire sans sourciller l'air d'une salle de concert ou de théâtre, véritable égoût aérien. » Le tuberculeux doit se réfugier, dès les premières atteintes du mal, dans l'air libre de la montagne ou du littoral marin. Et encore, je préfère la mer. Le vent y est plus actif que dans une vallée encaissée ou sur la pente d'un mont. Or, nous avons vu que le vent aide à respirer. Il sert en outre à balayer devant lui les miasmes, à nettoyer promptement une ville, une contrée. Dans des pays où se portent la foule des malades, et où s'accumulent, par suite, les germes destructeurs, *il est essentiel que le vent circule* de toutes parts avec une force régulière. Le Dr Oriou a démontré l'influence des courants atmosphériques sur la distribution ou la disparition des épidémies. Le Dr Cochy de Moncan a personnellement observé la disparition d'une épidémie de grippe à Pau, à la suite d'une véritable tempête. Donc, plus que l'air immobile des Alpes ou des Pyrénées, le grand vent du large emporte les microbes et prépare un milieu salubre aux tuberculeux.

Le malade ne doit pas seulement user de l'air, il doit, en quelque sorte, en abuser. A mesure que nous avancerons dans l'étude de la cure naturelle, nous verrons qu'il faut exagérer l'effet des éléments salutaires, pour obtenir leur maximum de rendement utile. Pour l'air, la preuve en est facile à faire. Plus nous respirons, plus notre cage thoracique s'accroît, et plus le mécanisme de la respiration devient aisé et harmonieux.

On a inventé des appareils pour activer la respiration, mais ils ne sont pas indispensables. Chacun de nous peut apprendre à bien respirer : en général, *nous ne savons pas respirer*. Les femmes, par exemple, prennent dans le monde l'habitude d'ouvrir à peine la bouche pour parler. Le maître d'école dans sa classe, le sergent dans sa section, et le médecin dans sa clientèle, devraient enseigner à exagérer le mécanisme du poumon, à faire des inspirations larges, à pratiquer une gymnastique des bras dont tous les mouvements concourraient à faciliter la respiration, comme dans la respiration artificielle. En outre, ceux que guette la tuberculose ou qui sont déjà sa proie, devraient avoir assez de courage et assez de confiance dans leur médecin pour affronter le système des fenêtres ouvertes, jour et nuit. Les malades tremblent, quand on leur parle de cette cure ; ils ont peur de l'air, qui contient leur salut ; ils devraient, au contraire, sans découragement et sans relâche, pendant des jours nombreux, pratiquer l'asepsie pulmonaire, en laissant l'air pénétrer librement jusqu'à eux, même dans leur sommeil. Les essais entrepris à Paris par les docteurs Debove, Dujardin Beaumetz, Oulmont, Moizart, à Hyères par le docteur Dubrandy, à Nice par le docteur Nicaise, à Menton par le docteur Onimus, ont démontré que l'aération nocturne n'exige pas des dispositions architecturales spéciales. Au Congrès de la tuberculose de 1891, le docteur Dubrandy a fort ingénieusement montré comment on pouvait utiliser, pour l'aération continue, les ressources des maisons modernes. Il a expliqué, en même temps, que l'aération par les croisées entr'ouvertes est susceptible d'un véritable réglage, et que la pratique en est des plus simples. Les médecins français sont tous gagnés à l'aération continue. C'est le public qui n'est pas encore convaincu, et qui se cabre, par préjugé, devant l'air libre. Nous devons nous employer à le persuader, peu à peu, de se livrer à l'air et de ne fermer les fenêtres de la maison que si de grandes perturbations atmosphériques le commandent : orages, grands vents, pluies torrentielles et brouillards.

Il nous reste à examiner maintenant comment cet emploi exagéré de l'air s'accommode des théories nouvelles, de celles de MM. Robin et Binet, par exemple.

A les suivre jusqu'au bout, l'air oxygéné serait redoutable pour le tuberculeux : il pourrait être considéré comme le vent qui réveille l'incendie et qui le répand. Leurs découvertes sur le chimisme respiratoire les amènent à considérer, nous l'avons vu, que les états de déchéance pré-tuberculeux relèvent d'une vitalité exaspérée jusqu'à l'auto-consomption. Il ne faut donc faire état que de médications et d'agents capables de restreindre le pouvoir qu'a l'organisme de fixer trop d'oxygène et de produire trop d'acide carbonique, c'est-à-dire de se consumer. L'air oxygéné stimulant la vitalité, il conviendrait donc d'en modérer l'usage.

A ces objections sous-entendues dans les théories des docteurs Robin et Binet, on peut d'abord répondre par un fait positif.

C'est que des tuberculeux en grand nombre ont été, sont, et seront guéris par l'abondante absorption d'un air pur. Tel phtisique, qui se mourait dans l'atmosphère étroite et viciée de son bureau ou de son atelier, dès qu'il a été transplanté à la campagne, s'est vu revivre. Les tuberculeux demandent toujours plus d'air ; leurs poumons, écrasés par l'étroitesse de nos rues, aspirent à se dilater.

C'est le professeur Robin lui-même qui, malgré sa théorie, nous fournit une réponse. Il distingue, nous l'avons vu, l'agent bacillaire et le terrain tuberculisé. La lutte contre la tuberculose, c'est, pour lui comme pour le professeur Landouzy, un duel entre le bacille et le bacillisé. Or, sans doute, une respiration intensive fait vivre double, accélère l'existence, et paraît brûler les étapes. Mais, en même temps, en fortifiant l'organisme, elle lui permet de supporter sans danger ces dépenses, et de résister, tout à la fois, aux attaques du bacille et aux fatigues d'une énergie accrue. Le terrain a besoin d'être modifié et labouré en

tous sens, pour devenir inhabitable à la semence des bacilles: c'est l'air qui lui refera une constitution nouvelle,
qui donnera au malade des tissus neufs, une force fraîche,
et une résistance suffisante. L'air, peut-on dire, est com-
burant, comme le dit le professeur Robin, mais il est en
même temps dynamogène, engendreur de force, et cet
avantage l'emporte sur ce défaut, comme l'expérience le
montre.

Au reste, nous aurions tort d'exagérer nos propres théories, et d'obliger des poumons malades à se fatiguer à
l'excès pour recevoir plus d'air encore. Nous devons leur
faire aspirer le plus possible d'oxygène, tout en diminuant
le plus possible le chimisme respiratoire. Or, il semble
bien que la montagne, si elle bombe et développe le thorax,
accélère trop les échanges, en imposant aux poumons et
aux muscles *des efforts excessifs*. « A la vraie montagne,
a écrit le docteur Suchard, à mille mètres et plus, la diminution d'oxygène se fait très vite sentir. Souvent des malaises remplacent le bien-être. La pression de l'air étant
moindre, le sang se porte davantage à la périphérie ; la
peau se congestionne; les capillaires se dilatent, d'où accélération du pouls, palpitations cardiaques. Du côté de la
respiration, autres manifestations également très impor-
tantes : au lieu de respirer plus librement, on éprouve les
sensations pénibles de l'individu placé sous une cloche
dans laquelle on fait insensiblement le vide à l'aide de
la machine pneumatique. La raréfaction de l'air produit
une accélération des mouvements respiratoires, le poumon étant obligé de fonctionner plus activement et de
faire circuler dans ses canaux un plus grand volume d'air
pour fournir au sang la même quantité d'oxygène. »
On a, depuis longtemps, observé que les climats d'altitude
élèvent les proportions d'acide carbonique produit. Bref,
il semble bien que les combustions organiques soient activées par le séjour à la montagne.

Cela ne se produit pas dans l'air du littoral marin. Des
observations recueillies par le professeur Robin démon-
trent que les échanges respiratoires des tuberculeux diminuent pendant le séjour au bord de la mer et après le

retour. En particulier, le professeur Robin possède « deux observations recueillies, l'une sur un héréditaire non atteint, l'autre sur un phtisique avéré, après trois et quatre mois de séjour à Cannes et à Menton. Dans ces deux observations, il y a eu légère diminution des échanges. »

Donc, le littoral marin, en même temps qu'il active la respiration, et qu'il présente tous les bienfaits de l'air libre, n'a pas, comme l'atmosphère des montagnes, l'inconvénient d'exagérer parfois son utilité et d'en faire une chose dangereuse. Au surplus, l'air marin, comme l'air des montagnes, multiplie et dédouble les globules sanguins, fait « exploder » les microcytes qui se transforment en hématies, et, comme les globules sont celui des éléments du sang qui fixe l'oxygène, permet au sang plus vivant, plus riche en globules, de fixer plus d'oxygène.

En résumé, il faut crier sans cesse aux malades : « Ouvrez vos fenêtres, buvez de l'air, faites travailler vos poumons d'un effort rythmique et sûr. » Il faut souhaiter que la France ne soit pas la seule nation à craindre le libre accès de l'air dans les chambres, de jour et de nuit. En Allemagne on a établi des cures d'air aux environs de Berlin pour les tuberculeux pauvres; ils y font leur éducation hygiénique, ils y apprennent à se servir de l'oxygène. En Angleterre, on dédaigne le sanatorium, et on se contente de combattre le surpeuplement, d'aérer les logis, de ventiler les rues et les ateliers. Aussi la mortalité par tuberculose pulmonaire en Angleterre, depuis 1851, a-t-elle diminué de 40 0/0.

LA TEMPÉRATURE

L'air, malgré sa bienfaisance, ne doit pas être employé seul. Le docteur Lemoine écrit avec tristesse : « Tous nous nous souvenons de tuberculeux morts malgré l'aération la plus active, malgré un séjour prolongé à l'air libre. Que les médecins de campagne nous disent si on meurt moins et moins vite de tuberculose dans leur clientèle qu'à la ville. Et quand la tuberculose a été importée dans un pays vierge auparavant, n'a-t-on pas vu les indigènes cruellement éprouvés, bien que vivant en plein air ? » Il faut donc employer la nature entière à nous guérir, et associer à la cure par l'air toutes les autres cures qu'elle met à notre disposition.

Or, l'air est tantôt froid, tantôt chaud ; lequel convient le mieux aux phtisiques, et n'y a-t-il pas une influence directe de la température sur l'évolution de la tuberculose ?

Que le froid et la chaleur agissent sur l'organisme « comme un corps vulnérant, ou indirectement en diminuant la résistance du terrain, ou directement en augmentant la virulence de la graine », c'est un fait maintenant acquis. Le docteur Rouget rapporte en ces termes quelques expériences probantes : « Netter eut la constance, pendant trois ans, d'ensemencer sur des bouillons de culture la salive d'un pneumonique dans l'arrière-gorge duquel le pneumocoque, comme c'est la règle, avait pris droit de cité. La virulence de ce microbe n'était pas constante, elle oscillait d'une semaine à l'autre, présentant précisément des variations en rapport avec les vicissitudes atmosphériques. Chaque exaltation de l'activité du microbe correspondait à une recrudescence du nombre des décès par pneumonie enregistrés par les statistiques de la ville de Paris. L'expérience de la poule de Pasteur, de la grenouille de Gibier ou du lézard de Trapeznikoff, est aujourd'hui classique. Bouchard a montré que le froid et la chaleur exercent une influence nocive, inhibitrice sur les phagocytes, qu'ils les paralysent et les empêchent d'accomplir leur rôle « d'égoutiers ou d'écumeurs du sang », en les rendant incapables de toute attaque défensive et offensive. »

Il suit de là que « les influences météoriques agissent sur l'évolution de la tuberculose, soit directement, en exaltant la virulence du bacille de Koch, comme celle du pneumocoque de Netter, soit indirectement, en favorisant les infections secondaires et les phlegmasies pleuro-pulmonaires ».

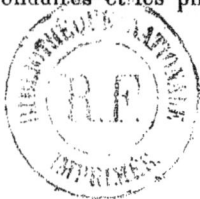

2

Puisque la température a une influence directe et puissante sur l'évolution de la tuberculose, il importe de déterminer avec précision si c'est le froid ou si c'est le chaud qui développe le plus la virulence des bacilles et qui fortifie le moins le terrain.

Depuis quelques années, sous l'influence des médecins allemands et autrichiens, on a attribué au froid une valeur curative merveilleuse. Il a des effets toniques, dit-on, stimule l'appétit et facilite ainsi l'usage de la suralimentation. Sans hydrothérapie, sans kinésithérapie, il reconstitue à lui seul un organisme fatigué. Enfin, il abaisse le degré de chaleur des malades fébricitants.

En réalité, tandis que certains malades supportent bien le froid, la plupart des autres en pâtissent. Il a tué plus de tuberculeux qu'il n'en a guéri. Le tuberculeux, s'il a froid aux pieds et aux mains, ne réagit pas comme l'individu normal: sous l'influence de ce froid local, ses centres nerveux s'engourdissent et les germes morbides pathogènes ne rencontrent plus de résistance. S'il a froid sur tout son corps et si cette impression se prolonge, elle agit à la manière d'un poison, paralysant: les tissus du malade deviennent inertes et incapables de réagir contre les germes morbides. Les individus même sains souffrent du froid et sous sa morsure résistent moins bien aux maladies.

D'ailleurs, les médecins partisans du froid sont les premiers à ne pas appliquer cette cure intégralement, et même à l'appliquer fort peu. Ils envoient leurs malades sur les pentes glacées des Alpes, mais dans des sanatoria bien chauffés, munis de calorifères de la cave aux greniers, approvisionnés de bouillottes, de briques chaudes, de poêles à vapeur. Dans le Midi, c'est le soleil qui se charge de toute cette chaufferie, avec moins d'attirail et plus de sécurité.

Le froid est salutaire, mais à la condition qu'on ne trempe pas le malade dans le froid, qu'on ne l'y laisse pas séjourner et transir. Une impression fugitive de froid peut faire grand bien: en provoquant un réflexe, elle amène la dilatation des vaso-moteurs, une circulation périphérique plus rapide et une nutrition plus active. L'air froid, agissant sur la surface pulmonaire et n'influençant pas l'ensemble de l'organisme, retarde les inflammations, endort le travail inflammatoire occasionné par les microbes. Mais ce peu d'air froid qui fait du bien, ce court frisson salubre qui aguerrit et entraîne, il ne faut pas l'aller chercher dans des pays glacés, où le bien, à force de durer, se tournerait en mal. Une fenêtre ouverte, une promenade sur la plage, suffisent à nous le donner.

Les docteurs Robin et Binet ont soumis cinq phtisiques aux inspirations d'air chauffé à 36°, 40° et 50°, la température de la chambre étant à 17°. Chez deux malades, les échanges ont augmenté ; chez les trois autres, ils ont diminué. Ils en concluent « que l'inspiration d'*air chaud et sec* n'agit pas d'une manière uniforme chez tous les patients. Elle abaisse ou augmente les échanges respiratoires, mais, dans aucun cas, elle n'est demeurée sans action ».

Ce qui est certain et reconnu de tout le monde, c'est que la variation de la température est funeste aux tuberculeux. Le passage de l'été à l'hiver, la chute des premières feuilles, comme on dit, est un moment très dangereux pour nos malades ; et pareillement, ils résistent moins quand les premières chaleurs apportent à leur organisme déshabitué des troubles circulatoires. Les expériences des docteurs Lannelongue, Achard et Gaillard confirment ces remarques. Dans un lot de cobayes en montagne, la mortalité s'est beaucoup accrue dès les premiers froids de l'automne. De leurs observations, il résulte que ni le froid *modéré*, ni les variations *légères* de température, n'ont d'influence marquée sur l'évolution de la tuberculose chez les cobayes. Au contraire, les grandes et brusques variations thermiques précipitent la marche de l'infection, bien qu'elles soient compatibles avec la vie des cobayes sains.

Le médecin doit donc chercher pour son malade tuberculeux un séjour où la température soit uniforme. Le littoral marin est approprié à ce besoin. La mer se refroidissant et s'échauffant très lentement, sa température reste toujours sensiblement égale, de telle sorte que l'atmosphère marine, à laquelle la mer communique ses qualités thermiques, jouit aussi d'une température égale.

LE CLIMAT

La température moyenne d'un pays ne suffit pas à constituer son climat. Le régime des vents, l'hygrométrie, et, pour un clinicien, les substances mêmes que l'air tient suspendues, font partie du climat. Or, tous ces éléments influent sur l'évolution de la tuberculose. Il importe donc à notre sujet que nous les passions en revue, et qu'après avoir analysé les effets de l'air et de la température sur la tuberculose pulmonaire, nous analysions ceux du climat.

Cette question n'a pas été aussi bien étudiée que la précédente, et la science, à son égard, demeure encore incertaine. Il faudrait, pour la bien résoudre, connaître par le détail l'influence de chaque climat sur chaque forme de maladie des voies respiratoires, et presque sur chaque tempérament particulier de malade. Mais, pour cela, tout un *corpus* préalable d'observations recueillies par les médecins de toutes les stations serait nécessaire.

Ce labeur est à peine commencé. Dans une discussion qui eut lieu en janvier 1902 à la Société d'hydrologie médicale de Paris, il a été impossible de poser les indications et les contre-indications de chaque station, continentale ou maritime, méditerranéenne ou océanienne, faute d'un nombre suffisant d'observations. Les docteurs Lannelongue, Achard et Gaillard ont institué sur des cobayes des expériences climatologiques. Mais elles leur ont donné un résultat plutôt surprenant : la tuberculose évolue plus rapidement chez les animaux placés à la campagne, au bord de la mer ou dans la montagne, que chez ceux logés au laboratoire, où l'habitat est humide et chargé de vapeurs ammoniacales. Aussi concluent-ils de leurs recherches, avec un certain scepticisme : « Ainsi l'action du climat, dont la thérapeutique traditionnelle admet l'influence, sans préciser, il est vrai, comment elle s'exerce, ni même quel climat est le plus favorable, ne paraît nullement établie sur des bases expérimentales et vraiment scientifiques. »

Nous tâcherons pourtant de résumer et d'ordonner quelques idées sur ce sujet.

Dans un probe et lumineux article du *Progrès Médical*, le docteur Clado fait ressortir une de ces idées, fort importante : « La tuberculose *importée*, dit-il, se localise facilement dans les meilleurs climats... La maladie était rare jadis au Canada, grâce aux conditions climatériques : pureté de l'atmosphère, voisinage de la mer, sécheresse du climat, conditions d'altitude excellentes, absence de fortes pénétrations de vents, autrement dit peu de courants aériens, etc. Or, ces mêmes conditions climatériques si avantageuses ont attiré des malades au Canada, si bien qu'actuellement on compte huit mille morts de tuberculose par an. » Il suit de là que le climat excellent d'un pays ne sert de rien contre la tuberculose, si ce pays n'est en même temps outillé pour la lutte, muni de médecins, de service de désinfection, et capable de refouler, à chaque instant, les germes importés. Ce ne serait pas un paradoxe d'avancer qu'un pays tout récemment employé à des cures de tuberculose assure une immunité moindre que celui où beaucoup de malades ont passé, et qui a pu, à travers l'expérience d'années nombreuses, s'organiser un bon système prophylactique.

En deuxième lieu, il faut noter qu'un changement trop brusque de climat nuit au malade le plus souvent. Il faut lui choisir un climat qui ressemble le plus possible à celui qu'on lui fait quitter. Par exemple, les transplantations soudaines en Afrique ou dans les îles de l'Océan sont bien des fois funestes : autant que possible, il ne faut pas que le malade européen s'éloigne du climat européen.

Mais le climat européen n'est pas le même d'un pays à l'autre. Même dans l'intérieur d'un pays, il y a différents climats. Le climat de la plaine et des bois, celui de la montagne, celui du littoral marin, ont des qualités diverses, et chacun d'eux a ses ardents défenseurs parmi les médecins spécialistes de la tuberculose. Leur querelle fait

un grand tumulte. Les apologies et les objections s'entre-
croisent.

Que faut-il au tuberculeux ? clament les partisans de la
plaine. Un air pur ? de la lumière ? une température égale
et moyenne ? la tranquillité des choses environnantes ?
Mais tout cela, vous l'avez sous la main, dans notre paisi-
ble campagne angevine. La santé que vous allez chercher
bien loin, à grands frais, vous l'avez en Touraine, à quatre
heures de Paris.

A la montagne, ripostent les partisans des Alpes, l'air
est plus pur que partout ailleurs, plus pur que sur la haute
mer elle-même. Car la neige, en tombant le long des pentes, entraîne avec elle et fixe au sol toutes les impuretés
de l'atmosphère. « Une preuve bien convaincante de la
pureté de l'air à la montagne, écrit le docteur Suchard,
est l'action des micro-organismes de la putréfaction, d'où
résulte qu'à une certaine hauteur dans l'Engadine et le
Haut-Valais, on sèche la viande sans salaisons et sans
fumage. » Le climat de montagne renferme, disent-ils
encore, des ressources thérapeutiques admirables contre la
tuberculose. Il a : 1° la pureté de l'air ; 2° sa sécheresse ;
3° l'absence de vent ; 4° l'énergie de l'insolation ; 5° la température basse ; 6° la diminution de la pression de l'air. Vous
n'avez qu'à considérer, ajoutent-ils, le thorax bombé et
très développé des montagnards : comme le leur, celui de
nos malades, après un séjour de quelques mois, s'accroîtra
et bombera. Un séjour à la montagne fouette toutes les
activités endormies du tuberculeux, stimule les fonctions
digestives et les autres, enrichit le sang. C'est à peine s'ils
consentent à l'interdire aux cachexiques avancés et aux
fiévreux, parce que, dans ce dernier cas, ou bien on a à faire
à la forme éréthique de la tuberculose, à laquelle un climat
excitant, par conséquent un climat d'altitude, ne saurait
convenir, ou bien il ne s'agit pas de tuberculose chronique,
ordinaire, mais d'un cas de tuberculose aiguë, pour lequel
il ne peut être question ni de voyage ni de cure.

Il est vrai que tous les médecins ne partagent pas cet
enthousiasme. Les docteurs Robin et Binet sont très in-
certains et demandent un examen attentif du chimisme

respiratoire chez le malade envoyé à la montagne, avant le départ et après une semaine environ de séjour. Nous avons vu, dans le précédent chapitre, que la température basse ne convenait qu'à une petite minorité de tuberculeux. Il n'est pas sûr, davantage que l'absence de vent contribue à la salubrité d'un pays: un air immobile retient les germes pathogènes, au lieu que le vent les balaie. Enfin, une pression barométrique trop basse oblige des poumons malades à des efforts assurément pénibles, et qui accélèrent trop la combustion et les échanges.

Mais c'est surtout au sujet du littoral marin que la lutte est générale et enflammée. Les médecins de l'étranger ont donné l'assaut les premiers. Vous pensez bien que, pour assurer le prestige de leurs altitudes et de leurs climats, ils ont dû démolir la veille réputation de nos stations françaises. Quelques médecins français sont bientôt venus à la rescousse, quelques-uns même étaient sincèrement convaincus que le ciel français avait perdu tous ses mérites !

Que disent donc ces adversaires de l'air marin? Le chlorure de sodium, que transportent les vents marins, détruit tous les bienfaits de l'atmosphère marine en irritant les bronches et en augmentant l'irritation et l'inflammation des tissus tuberculisés. L'ozone, à un degré moindre, il est vrai, modifie fâcheusement les qualités du climat marin. Bref, suivant l'opinion de M. Legrand, « le climat marin exerce sur la phtisie pulmonaire, à tous ses degrés, une action excitante, se traduisant, au bout d'un temps variable, soit par des poussées congestives, soit par de la fièvre de tuberculisation, c'est-à-dire dans les deux cas par une marche plus rapide de la maladie. » Il est vrai que les médecins qui partagent l'opinion de M. Legrand et M. Legrand lui-même, déclarent qu'il suffit au tuberculeux d'habiter à plus de 250 mètres du bord de la mer pour recevoir tous les bienfaits de l'air marin, sans en subir les inconvénients. Cette charge à fond de train n'a pour conclusion qu'un tout petit conseil de prudence.

Fonssagrives est également hostile à la cure par l'air marin, mais il n'en donne pas de raisons. « L'air du littoral, dit-il, quand il n'est pas attiédi par une latitude méridionale, est préjudiciable au phtisique. Non seulement nous ne croyons pas que l'air marin ajoute aux stations hivernales sur lesquelles il passe le moindre élément thérapeutique, mais nous croyons certaines de ces stations utiles aux phtisiques, non *parce qu'elles* sont au bord de la mer, mais *quoiqu'elles* soient au bord de la mer. » — « L'air de la mer, ajoute le docteur Daremberg, n'est nullement un spécifique de la phtisie. On a prétendu qu'il contenait du brome et de l'iode ; les traces de ces corps sont insignifiantes, fort heureusement du reste, car les vapeurs d'iode et de brome sont néfastes pour les phtisiques. Si les phtisiques se trouvent bien du séjour sur certaines plages ensoleillées, remarquables par la douceur de leur température hivernale, ce n'est pas parce qu'elles sont au bord de la mer. »

Mais les partisans de la mer sont plus nombreux encore et tout aussi ardents. Parmi eux, se glisse maint repenti, qui adore ce qu'il a brûlé, et qui revient à la mer après lui avoir tourné le dos : le docteur Ch. Leroux, par exemple. Et les éloges de ces adeptes sont aussi enthousiastes que les critiques des adversaires : « Je suis convaincu, écrivait le grand clinicien Laennec, que dans l'état actuel de la science nous n'avons pas encore de meilleurs moyens à opposer à la phtisie que la navigation et l'habitation des bords de la mer dans un climat doux, et je le conseille toutes les fois qu'ils sont profitables. » Le professeur Peter donnait, lui aussi, son adhésion à la méthode de médication par l'air marin. Dujardin-Beaumetz, pour qui la cure de la tuberculose consiste dans l'activité des fonctions digestives, ne connaît pas de meilleur excitant de la nutrition et de plus sûr régulateur de la digestion que l'air des plages. « L'air pur de la mer, dit le docteur Lalesque, a une action plus puissante sur la fièvre de suppuration que sur la fièvre de tuberculisation. Le balayage incessant des surfaces suppurantes par cet air exempt de germes, poussé jusqu'aux dernières alvéoles par une pression barométrique à son maximum, appelé au contact des acini par une amplitude inspiratoire heureusement augmentée, réalise une antisepsie pulmonaire efficace. »

Mais quelle plage choisir? A quelle mer demander le salut? Ici les partisans de la cure marine se séparent, et nous assistons à un nouveau conflit.

Quelques-uns tiennent pour la Manche et la mer du Nord. L'hôpital de Berck a guéri des phtisiques, et le docteur Cazin a pu écrire: « Les plages du Nord sont utiles à certaines formes de tuberculisation pulmonaire se rattachant, en grande partie, à ce que l'on appelait, il y a une vingtaine d'années, la phtisie scrofuleuse. » — Mais, il faut l'avouer, ce littoral a plutôt des détracteurs : on reconnaît généralement que l'air trop vif y est dangereux. «Quant à moi, dit Bergeron, je redoute l'air vif de la plage de Berck, comme de toutes les plages du nord, pour des poumons atteints d'infiltration tuberculeuse, fût-elle à la période initiale et circonscrite dans les plus étroites limites. » Simon croit que les cures obtenues au bord de la Manche sont des exceptions, et bien des médecins ont constaté avec quelle rapidité la phtisie évolue à Cherbourg, par exemple.

L'Océan a aussi ses amis, mais plus encore d'adversaires. La température de ses plages est trop souvent basse, disent-ils, les pluies y sont trop fréquentes, l'air y est trop brutal; les forêts de pins qui les longent ont un aspect sépulcral et étouffent; le silence mélancolique de ces espaces attriste et décourage le malade.

Bref, c'est le littoral méditerranéen qui recueille le plus d'enthousiasmes. Le climat de ces contrées, l'air, la lumière, le soleil, la beauté et la sérénité du ciel, la constitution du sol, l'état hygrométrique et la pression barométrique, se liguent ensemble contre la tuberculose. Le terrain granitique et perméable ne laisse pas longtemps séjourner l'eau des pluies, funeste au malade. Contre les vents, qui soufflent des terres, une ligne onduleuse de collines protège le littoral, tandis que la brise marine, chargée d'aromes, souffle librement et balaie les miasmes. On a répandu la légende que les bords de la Méditerranée exercent une action congestive et excitante : le témoignage des médecins suffit à la contredire. Pietra Santa caractérise ainsi leurs avantages : 1° température plus modérée

et plus uniforme ; 2º pression atmosphérique constamment
forte ; 3º oscillations du baromètre, du thermomètre, de
l'hydromètre, se faisant avec les variations les plus mi-
nimes. Il faut y joindre la pureté atmosphérique. C'est là
l'élément essentiel de la climathérapie ; à ce point que le
climat où l'on jouirait d'un printemps sans fin, n'aurait
pas de valeur thérapeutique, si l'atmosphère, en même
temps, n'y était pas absolument pure. Tout au long de
notre littoral, la haute mer assure la pureté atmosphérique. Les recherches de Miquel ont établi que l'air de la
mer est pur, d'une virginité sans tache, exempt de spores
cryptogamiques, de moisissures, lichens, algues et bactéries. L'air, en balayant la surface aseptique de la mer, s'est
lui-même purifié, et, quand le vent souffle du large, d'une
part il chasse devant lui les germes mauvais, et d'autre
part il entraîne à sa suite une colonne d'air pur. Ainsi, au
bord de la mer, il n'y a à redouter que les vents du con-
tinent, qui ont drainé, en passant sur les grandes cités,
les poussières microbigènes en suspension. Mais, nous
l'avons vu, le littoral méditerranéen est protégé par un
rideau de collines contre l'invasion de ces vents dangereux. Enfin, l'acclimatation des sujets dont l'hématose est
entravée, soit par une infériorité fonctionnelle du poumon,
soit par des troubles de la circulation sanguine, est bien
plus facile à la Riviera que partout ailleurs : c'est à la con-
densation de l'air qu'est dû cet important résultat ; on constate au bout de peu de temps une multiplication des globules rouges.

Pour me résumer, je dirai que le climat du littoral méditerranéen répond aux deux buts que doit se proposer
toute thérapeutique anti-tuberculeuse : 1º il est aseptique
et s'oppose à l'existence des bactéries ; 2º il est fortifiant
et régénère le terrain tuberculisé de manière à le rendre
plus vigoureux dans sa lutte contre les bactéries. D'une
part, il combat lui-même en faveur de l'organisme atta-
qué ; d'autre part, il apporte à cet organisme un surcroît de
résistance.

Après m'être écarté des dénigreurs à outrance, je me
garderai pourtant de tomber dans l'excès des enthousiastes

forcenés. En médecine plus que dans aucune autre science peut-être, il convient de nuancer la vérité, de ne pas s'immobiliser dans la rigidité des principes et d'approprier son intelligence à chaque cas particulier, sans tâcher à le faire rentrer, de gré ou de force, dans une conception unique. Sans doute, dans la plupart des cas, le climat de notre littoral est efficace, mais il peut faire du mal à certaines catégories de malades. Aussi devons-nous examiner avec une grande attention nos malades, avant de les diriger sur telle ou telle station. Le docteur Teutsch a fort bien montré, dans sa communication de l'année dernière à la Société médico-chirurgicale de Paris, que la Riviera ne convient, *en hiver*, qu'aux tuberculeux torpides, prudents et confiants dans les conseils de leurs médecins; les tuberculeux cachectiques, qui transpirent beaucoup, doivent, à toute saison, s'abstenir de la Riviera.

La campagne et la plaine, l'altitude aussi, ont leurs malades particuliers: chaque forme particulière de la tuberculose, chaque tempérament physique, réclame son climat et son ciel.

Bref, après avoir suivi tout ce conflit d'opinions, après être descendu de la montagne dans la plaine, et de là vers la mer, je crois qu'il faut se réfugier, pour conclure, dans un sage éclectisme. C'est au médecin à étudier, avec impartialité, avec méthode, son malade. Qu'il fasse le départ entre les atoniques, les éréthiques et les hémoptoïques; qu'il envoie ici les scrofulo-tuberculeux, là les cachectiques, ailleurs les nerveux et les fébricitants. Qu'il ne se laisse pas hypnotiser par une seule idée, et qu'il mette tout son soin à domestiquer la nature pour chaque malade séparément.

Les découvertes des docteurs Robin et Binet, et celles, complémentaires, du docteur Tétau, l'y aideront utilement. En effet, le professeur Robin raisonne juste quand il déclare : « Quant aux effets de l'altitude et de l'air marin, ils sont subordonnés à trop de facteurs individuels pour qu'on puisse formuler à cet égard une règle uniforme. » Ou encore : « L'aspiration d'air chaud et sec n'agit pas d'une manière uniforme chez tous les tuberculeux ; aussi, avant d'envoyer un phtisique dans un climat chaud et sec, est-il nécessaire de pratiquer l'examen de son chimisme respiratoire avant et après l'inspiration d'air chaud et sec. On interdira ces climats aux sujets dont les échanges augmentent après l'épreuve. On peut poser, en outre, comme règle générale, que les climats chauds et humides doivent être déconseillés. » En même temps que le chimisme respiratoire, on peut mettre en œuvre les règles formulées par le docteur Tétau pour faciliter la distinction entre fébriles et torpides. Enfin, il faut connaître les antécédents du malade, ses habitudes, ses malaises coutumiers, sa façon d'être physique, bref le retourner dans tous les sens et apprendre à le connaître pour lui mieux asservir la salutaire nature.

LA LUMIÈRE

Dove non va il sole, va il medico.

Dans la tristesse des demeures populeuses de Paris, où grouille une foule misérable, qu'y a-t-il de plus douloureux ? Est-ce l'entassement de nombreuses familles dans un étroit espace? est-ce la pauvreté des logis? l'air impur? Toutes ces misères serrent le cœur ; mais ce qui nous fait le plus de pitié, je pense, c'est que, dans ces maisons surpeuplées, la lumière n'entre pas; ces pauvres gens ne voient jamais le soleil. Et c'est pour cela que les murs suintent, et qu'on est saisi à la gorge par une âcre humidité. C'est pour cela que la tuberculose et toutes les contagions règnent chez eux.

La misère physique des gens qui habitent les quartiers obscurs nous avertit que la lumière est indispensable à notre santé. Les médecins, les physiciens, les naturalistes, l'ont aussi maintes fois démontré par leurs expériences. Edwards, par exemple, plaçait des œufs de grenouille dans deux vases pleins d'eau, le premier opaque, le second transparent. Dans le vase transparent, les œufs se développaient normalement, tandis que dans le vase opaque, ils ne donnaient que des rudiments d'embryon.

En ces derniers temps, ces effets de la lumière ont commencé à être étudiés avec méthode, et une science nouvelle est en train de se former, qui recherche les influences thérapeutiques des divers rayons, et qu'on appelle généralement la *Photothérapie.* Toutes les lumières, en effet, n'ont pas la même efficacité et ne produisent pas les mêmes réactions. « La lune, pour aussi inoffensive qu'elle apparaisse, dit le docteur Foveau de Courmelles, a produit des méfaits, des coups de lune, qui, démontrant son action lumineuse, en révèlent en quelque sorte l'effet thérapeutique qui en serait sans nul doute utilisable. » — Pour mieux apercevoir les divers effets de la lumière, on l'a donc analysée en ses différents rayons, et on s'est demandé pour chacun d'eux quelle était son action propre et sa thérapeutique dans chaque cas morbide pris à part. On a distingué de la sorte les radiations lumineuses, les radiations calorifiques et les radiations chimiques : les premières ne pouvant recevoir aucune application médicale, les secondes pouvant être parfois nuisibles, les troisièmes ayant des effets curieux et une grande valeur curative. Des expériences intéressantes ont illustré ces théories. Béclard, par exemple, faisait éclore des œufs de mouche sous des cloches de couleurs différentes : les larves les plus développées se trouvaient dans les cloches violette et bleue, alors que celles des cloches rouge, jaune et verte l'étaient à peine. M. C. Flammarion allait jusqu'à déterminer à sa volonté le sexe des vers à soie, en plaçant les larves sous des verres différemment colorés.

Nous étudierons ici plus spécialement les effets de la lumière sur l'évolution de la tuberculose. Les recherches des docteurs Robin et Binet ne nous seront, pour ce chapitre, d'aucune utilité, parce qu'ils n'ont pas étudié l'action de la lumière sur le chimisme respiratoire des tuberculeux, et le temps nous a manqué jusqu'ici pour pratiquer nous-mêmes des expériences.

La lumière répond, à notre avis, aux deux besoins de toute cure antituberculeuse : 1° elle améliore le terrain ; 2° elle combat les bactéries.

Elle améliore le terrain, d'abord par ses effets moraux. Elle met au cœur des malades la joie de vivre et l'impérieux désir de résister au mal. Le spleen habite les brouillards, avec son cortège de longs découragements et de molles veuleries. La lumière est évocatrice d'une existence saine et joyeuse : le tuberculeux qui voit le soleil est obéissant à son médecin, attentif à l'hygiène, hardi contre l'invasion microbienne, riche d'espoir, et par là même cent fois plus difficile à terrasser que le tuberculeux qui s'abandonne.

La lumière, en outre, fortifie physiquement l'organisme. Elle agit sur le sang, sur les nerfs et sur la peau. « On admet comme règle, en physique, écrit le docteur Finsen, du Danemark, que c'est seulement la lumière absorbée par les corps qui exerce quelque action sur ces corps et que l'effet chimique de la lumière est directement proportionnel à la quantité de lumière absorbée. Quand nous examinons dans ce but les tissus des animaux, nous trouvons que nul tissu vivant n'absorbe autant de lumière que le sang. » En d'autres termes, la lumière nourrit le sang. Est-il vrai, comme le prétend le professeur Finsen, que la lumière a une influence chimique directe, et qu'elle travaille à des combinaisons moléculaires nouvelles du protoplasma des cellules ? Ou bien son action est-elle seulement de favoriser les oxydations dans l'hématose générale ? Quoi qu'il en soit, de même qu'elle multiplie le chlorophylle, par qui les plantes vivent, de même elle fait proliférer l'hémoglobine, qui est le principe de vie des hommes, elle altérialise notre sang. On a déjà bien des fois remarqué que l'habitant d'un pays très ensoleillé a besoin, pour vivre, de quatre fois moins d'aliments qu'un Lapon. C'est que son sang, nourri de lumière, selon Finsen, ou enrichi grâce à la lumière, selon d'autres, lui fait une plus grande réserve d'énergie.

La lumière, en second lieu, vivifie les nerfs. Elle stimule directement les terminaisons nerveuses. En outre, il doit y avoir emmagasinement des énergies lumineuses, que le grand sympathique transforme en force nutritive; mais cette dernière action est plus obscure. Il faut se contenter d'observer avec le docteur Rivière qu'au sortir du bain de lumière, il y a, chez le malade, chez le neurasthénique surtout, « augmentation de l'énergie musculaire, constatée au dynamomètre, équilibration de la sensibilité (mieux et plus vite que par la sérothérapie), diminution de fréquence du pouls et sa régularisation, sensation marquée de bien-être avec robustesse d'appétit, fonctionnement régulier de l'estomac et de l'intestin, sommeil profond et répara-teur. »

Enfin, la lumière agit sur la peau, en accélérant son activité et peut-être aussi en refaisant les tissus. La pre-mière action est aisée à expliquer : la lumière stimule im-médiatement les glandes sudorifères et irrite superficielle-ment la peau, comme on l'observe dans le cas d'érythème solaire, où la lumière sans chaleur des pays de neige et de glace amène l'inflammation de la peau. Stimulant les glandes sudorifères, la lumière facilite les fonctions éli-minatoires de la peau : ce qui est essentiel dans toute maladie microbienne. Irritant superficiellement la peau, elle dérive la congestion des sommets et apaise la toux. — La se-conde action est prouvée par des cas de guérison, mais les explications qu'on a données sont encore insuffisantes. — Quant au renouvellement des tissus par l'action de la lu-mière, c'est un fait que semblent prouver certaines gué-risons (par exemple dans le lupus, la variole et contre la chute des cheveux), mais dont on n'a pas encore trouvé jusqu'à présent d'explication suffisante. Finsen croit à une influence chimique directe de la lumière sur la cellule vi-vante, dans le protoplasme de laquelle se produisent des combinaisons moléculaires nouvelles ; mais c'est là une observation plutôt qu'une explication. Quoi qu'il en soit, il semble bien que la lumière puisse cicatriser les lésions tuberculeuses, comme elle cicatrise les lésions lupiques, et refaire aux poumons des tissus neufs, comme elle refait les cheveux tombés.

Outre que la lumière améliore et renouvelle le terrain tuberculisé, elle s'attaque directement au bacille de la tuberculose : c'est là son second rôle. Un hygiéniste a écrit : « La lumière est un chimiste, travaillant sans relâ-

che à oxyder les ferments morbides pour en annihiler la
nature offensive », et les découvertes de la médecine apportent tous les jours une démonstration nouvelle de cette
prophétique parole. Rienzi et Marchall, par exemple, éta-
blissent l'action bactéricide de la lumière, surtout de la
lumière blanche. Finsen tue le microbe du lupus par les
radiations formant le bleu et le violet. Et le professeur
Suchard peut conclure, de toutes ces observations : « Il
est certain que les organismes inférieurs ennemis de
l'homme, les spores de la putréfaction, ne se développent
que dans les milieux obscurs. Le soleil est, comme on l'a
dit, le meilleur des antiseptiques. Là où l'un de ses rayons
a lui un certain temps, on ne trouve plus que des cadavres
de germes ; or, cela a une importance capitale au point de
vue de la propagation de tous les microbes. »

Ces diverses influences de la lumière ont été de tout
temps utilisées par la thérapeutique. Mais il semble bien
que notre époque en ait vu les applications les plus curieuses et que cette branche de la médecine soit appelée à
se développer richement. Nous avons déjà vu comment
Finsen traitait le lupus par la lumière, comment d'autres
savants combattent par elle les maladies pustuleuses et
l'alopécie. La syphilis est également curable par le même
moyen. Mais ce qui nous intéresse le plus dans cette
étude, ce sont les diverses applications qu'on a faites de
la lumière contre la tuberculose.

On peut distinguer les cures par les lumières artificielles
et les cures par les lumières naturelles.

Les premières sont usitées dans les pays où la lumière
n'est pas suffisamment intense ou constante. On supplée
au soleil trop faible ou absent par l'arc, l'incandescence,
les rayons X, les effluves de haute fréquence ou l'acéty-
lène. Le principe des divers systèmes employés est dans
l'action particulière de chaque espèce de radiations : par
exemple on isole la lumière chimique, ou bien tel rayon,
le rouge, le violet ou l'ultra-violet, selon le cas, et on
concentre sur le malade la lumière isolée. Les bains ther-
mo-lumineux du docteur Rivière et le radiateur chimique
simple de Foveau de Courmelles et Gustave Trouvé me

semblent être jusqu'ici les systèmes les plus compréhensifs
et de l'emploi le plus facile. Le docteur Foveau de Courmelles rapporte, pour recommander son appareil, de
curieuses expériences pratiquées par le docteur Gustave
Kaiser, à l'aide d'un réflecteur devant lequel étaient placés
des verres bleus. Elles illustrent magnifiquement les données qu'on avait déjà sur l'action bactéricide de la lumière.

Pendant un temps donné, des cultures pures de microbes
de la tuberculose restèrent exposées à la lumière, et les
microbes furent tués. Des essais sur des patients eurent le
même succès. Voici l'une de ces observations : « Deux
malades de tuberculose pulmonaire avancée. Traitement
de six semaines. Résultat obtenu jusqu'à ce jour : après
six jours, les sueurs nocturnes cessent, la toux diminue
malgré le temps défavorable et les soins défectueux; le
nombre des microbes diminue dans les déjections. »

Pourtant, tous les appareils, si ingénieux qu'ils soient,
ne sont, en somme, qu'une imitation du soleil, et les
rayons salutaires qui débordent de cette immense source
lumineuse ont une action beaucoup plus puissante, bien
qu'ils soient associés à des radiations inefficaces, que ces
lumières spéciales artificiellement créées et isolées. Le
docteur Finsen confesse lui-même, non sans quelque mé-
lancolie, la supériorité thérapeutique du soleil : « Il cons-
titue assurément, dit-il, le meilleur foyer lumineux, mais
comme on ne l'a pas toujours à sa disposition, on est obligé
d'avoir recours à la lumière artificielle, surtout à la lumière électrique. »

Il y a bien des moyens de mettre à profit la lumière du
soleil. C'est au médecin à choisir celui qui convient le mieux
aux besoins de son malade, ou même à en employer plusieurs concurremment. Par exemple, il peut ordonner des
bains de soleil en mer, où la lumière, réfletée par le vaste
miroir des flots, enveloppe le malade de toutes parts, des-
cend du ciel et remonte de la vague ; couché au fond d'une
barque, le tuberculeux aspire de tous côtés la lumière et
la guérison. Pourvu que sa tête soit couverte, et que,
selon le précepte de Sabourin, « il sente le soleil sans être
vu par lui », il n'a qu'à se laisser paresseusement baigner et

3

pénétrer par les saines radiations. Ou bien le médecin peut simplement recommander les cures de soleil sur la plage, ou dans une plaine suffisamment lumineuse, et dans tous les cas, surtout si le malade ne peut sortir et aller au devant du soleil, il peut faire 'entrer le soleil chez lui et inonder sa maison de lumière. Point de tenture devant les fenêtres ; point de rideaux autour des lits; que le jour ait libre accès dans les chambres ; qu'il n'y ait point de recoin sombre, d'alcôve où s'embusquent les ténèbres. La lumière diffuse qui glisse entre les mailles d'une étoffe est loin d'être aussi salutaire que les rayons solaires directs.

Nous verrons sans doute se former peu à peu une sorte d'architecture sanitaire à l'usage des anémiés et des lymphatiques. Les habitations que l'on construira seront orientées et aménagées de telle sorte que le soleil, à mesure qu'il suivra son cours, en éclairera successivement tous les détails,'et que le tuberculeux n'aura qu'à se déplacer de pièce en pièce pour suivre la lumière. Deux hommes habiles, le docteur Pellegrin et M. Petit, architecte, ont déjà présenté le plan d'une Villa-Tournesol, où ils « apprivoisent et captivent » le soleil, où ils l'obligent, « tout le temps qu'il est à l'horizon, à frapper constamment et perpendiculairement sur la façade ». Ces bienfaisantes constructions seront préconisées par les médecins et sollicitées par les malades, à mesure que l'opinion s'accoutumera aux principes de la thérapeutique lumineuse.

On comprend, dès lors, l'importance grandissante des pays de lumière. Une contrée comme notre Côte d'Azur, où la lumière est à la fois constante et intense, sera de plus en plus utilisée et arrangée pour recevoir les malades. Ils y viendront chercher la lumière, comme les ægrotants de l'antiquité demandaient leur guérison à l'Apollon de Delphes. Et voyez comme nos découvertes modernes ont rajeuni le mythe hellénique. Apollon était le dieu de la lumière et en même temps le dieu de la santé; il parcourait le ciel sur un char brillant, comme le soleil, et en même temps c'est lui qu'imploraient les corps souffrants. Les anciens, qui devinaient obscurément la vérité, pensaient que le soleil, en même temps qu'il fait germer et

mûrir les fruits et qu'il répand la joie sur le monde, puri-
fie l'atmosphère, et, en desséchant le sol, dissipe les miasmes putrides. Et c'est ainsi que nous autres, médecins de
la Côte d'Azur, nous devons presque un culte à Apollon,
dieu de lumière et de vie.

L'EAU

BALNÉATION ET DOUCHES.

J'arrive à l'eau, qui est le remède de nature le plus difficile à manier, car elle est guérisseuse ou tueuse, selon
le médecin qui l'emploie, selon le malade, et presque selon
l'heure.

Plus tard, j'étudierai l'action du minéral sur la marche
de la tuberculose, et c'est alors que j'aurai à parler des
sources thermales. Au reste, cette question a été trop bien
approfondie et est encore tous les jours trop attentivement
examinée par la *Société d'hydrologie de France*, pour
que je croie utile d'y insister longuement à mon tour.

J'ai ici pour unique dessein d'analyser l'influence de
l'eau considérée comme agent extérieur, et administrée
sous forme de douches, de lotions ou de bains. En d'autres
termes, c'est de l'utilité thérapeutique de la balnéation dans
la tuberculose que je veux maintenant vous entretenir.

La plupart des médecins français ont, sur cette question,
leur siège fait. Si quelque audacieux leur propose de trem-
per dans un bain le phtisique, ils s'écrient : Par tous
les moyens, nous tâchons de réchauffer le tuberculeux,
nous l'emmitouflons de flanelles, nous l'entraînons vers les
pays du soleil, nous protégeons son corps frileux contre la
plus petite atteinte du froid, et vous, révolutionnaire, vous
le jetez brusquement dans l'eau froide, vous le glacez, vous
le tuez ! Pour maint praticien, un tuberculeux qui se
refroidit est un tuberculeux à demi mort, et c'est pourquoi
l'eau est maudite.

Les découvertes des professeurs Robin et Binet semble-
raient d'abord justifier cette terreur. Précédés, d'ailleurs,

par des savants comme Quinquaud et Strasser, ils ont montré que le *chimisme respiratoire* augmente dans le passage brusque d'une température à une température plus basse. La ventilation pulmonaire est plus forte; il y a plus d'acide carbonique produit et plus d'oxygène consommé. Ce qui nuit au tuberculeux, puisque c'est un malade qui flambe trop vite. « L'accélération des échanges, ajoutent ces savants, ne commence pas aussitôt après le bain, mais elle persiste pendant un temps variant entre une et neuf heures. »

Pourtant l'hydrothérapie est utilisée, surtout à l'étranger, contre la tuberculose. Les docteurs Brehmer, S. Baruch, Herbecq et Sokolowski ont guéri des malades par ce moyen. En Sibérie, sur 102 phtisiques traités par l'eau froide, le docteur Sokolowski a obtenu les résultats suivants :

39 guérisons complètes;
31 améliorations accentuées;
19 améliorations légères;
 7 cures sans effet;
 2 aggravations;
 4 morts.

Le professeur Dujardin-Beaumetz recommande « d'être très prudent dans l'emploi de ce moyen, non qu'il doute de son efficacité dans certains cas, mais parce que cette pratique demande à être surveillée avec le plus grand soin ». Et le professeur Albert Robin lui-même corrige en quelque sorte la sévérité de ses expériences en déclarant, dans son travail sur les *Coefficients d'oxydation individuels*, que « le bain de mer augmente les oxydations sans augmenter d'une manière parallèle la désintégration organique. » — Enfin, tout en déplorant que le bain accélère les échanges respiratoires, ces auteurs sont bien obligés de reconnaître qu'en même temps il facilite, régularise et amplifie le mécanisme de la respiration. Sous son action, la respiration devient plus lente et plus profonde, et le bain est suivi d'un délicieux bien-être respiratoire.

L'eau n'est-elle donc pas l'ennemie terrible que l'on doit pourchasser de la thérapeutique tuberculeuse ? Y a-t-il avec

elle des accommodements ? — C'est ce que nous verrons
en étudiant d'un peu près son action. Nous nous convain-
crons, une fois de plus, que la médecine n'aime pas les
solutions arrêtées, et que la vérité est dans la nuance
plutôt que dans l'affirmation.

Le mécanisme de l'action de l'eau froide a été fort bien
étudié déjà. Je citerai surtout l'analyse du professeur
Proust, et celle du docteur Roland, médecin de l'établisse-
ment de Divonne. Donc, pour ne point répéter ce qu'ils
ont dit, examinons tout de suite par où cette action de l'eau
peut convenir à un tuberculeux, et par où, tout au contraire, elle peut lui nuire.

1º *Utilité de l'eau.*

L'eau, de même que les autres éléments naturels déjà
passés en revue, est doublement utile : elle concourt à éliminer les toxines et les bactéries ; elle relève et fortifie
l'économie défaillante.

Metschnikoff a démontré que les leucocytes s'opposent à
l'invasion des bactéries. Or, Winternitz, Thayer, Thermes
et beaucoup d'autres praticiens, se sont rendu compte que
l'eau froide influe puissamment sur la production d'une leu-
cocytose générale. — D'autre part, le bain froid dégorge
le rein, et, sous son action, les substances toxiques excré-
tées par l'urine augmentent dans des proportions nota-
bles.

L'eau est surtout un des agents les plus actifs de la
médication tonique et reconstituante.

Elle est une productrice de calorique, et égalise la température du corps, comme l'a montré le docteur Roland.
Elle augmente l'énergie et la force des cellules. Mais c'est
principalement par son action sur les fonctions du cœur
et sur les fonctions de l'estomac et de l'intestin qu'elle
aide l'organisme tuberculisé à lutter contre le mal. En effet,
au moment de l'immersion, le sang afflue au cœur ; « puis,
peu à ,peu, à mesure que les petits vaisseaux cutanés se
dilatent, sous l'influen ce de l'action vaso-dilatatrice de

l'acide carbonique, le cœur se décharge, bat plus lentement avec une systole moins marquée. » Pendant ce temps, la peau pâlit, la tension artérielle augmente, les capillaires se resserrent, les éléments musculaires se contractent : c'est l'instant de la *chair de poule*. Enfin, l'action du froid cessant, la réaction se produit : la chaleur s'élève, les fonctions musculaires acquièrent plus d'énergie, la circulation est activée et régularisée, et, par suite, modifie heureusement les fonctions du cerveau et de la moëlle. Sous l'action de l'eau, d'autre part, les fonctions digestives s'exagèrent et la nutrition s'accélère.

« Les bains froids, dit Lindemann, excitent les fonctions motrices, sécrétoires et de résorption de l'estomac, comme le montre l'augmentation de la sécrétion chlorhydrique qu'on constate par l'épreuve au salol et celle à l'iodure de potassium. Ils tonifient en outre l'appareil nerveux du tube digestif. » « L'action des bains, dit un autre praticien, se manifeste sur les glandes du tube digestif et sur les muscles de l'intestin et de l'estomac. C'est par l'intermédiaire de l'excitation réflexe du pneumo-gastrique que la sécrétion et la motricité sont activées. Peu de temps après l'immersion, on peut observer sur soi-même, faisant suite aux grandes inspirations pulmonaires, des sensations assez perceptibles de contractions gastriques et intestinales. C'est à ce moment que les glandes se mettent à sécréter ; on en a la preuve par les sensations de faim qui se produisent dans le bain et par les analyses du suc gastrique que l'on extrait de l'estomac à la sortie du bain. Tel malade épuisé, surmené, qui entre dans le bain la bouche sèche, la langue privée de cette humidité normale qui est le signe de la bonne santé, en sortira au bout de peu de jours avec la bouche mouillée de salive et retrouvera bientôt son appétit et de bonnes digestions. »

Cette action particulière sur les fonctions intestinales et stomacales est très importante dans la thérapeutique de la tuberculose. Nous avons déjà remarqué, en effet, — et nous aurons l'occasion d'y revenir, — qu'un malade, quel qu'il soit, a les plus grandes chances de salut, s'il peut continuer à se nourrir et à digérer normalement, et à plus forte raison le tuberculeux, à qui la suralimentation est imposée comme moyen curatif.

2º *Contre-indications de l'hydrothérapie.*

Malgré ces avantages incontestables, l'eau peut être nuisible au tuberculeux, ainsi que nous l'avons fait pressentir en commençant.

Sókolowski a étudié avec soin ce sujet. L'eau, dit-il, est contre-indiquée chez les individus ayant une anémie profonde, puis chez les tuberculeux à la période hectique, enfin chez les individus qui ne sont pas améliorés dès les première douches. Le professeur Dujardin-Beaumetz est du même avis, et repousse la médication hydrothérapique, notamment pour les malades chez qui le mieux ne se manifeste pas dès les premiers jours.

En termes encore plus généraux, nous dirons que le bain n'est utile au malade que si celui-ci est en état de lutter contre le froid. Un patient trop surmené et usé doit s'en abstenir, et le tuberculeux en état de poussée aiguë, par exemple, ne doit pas pratiquer l'hydrothérapie.

Une fois ces cas exclus, il reste que l'impression d'eau froide est efficace pour tous les sujets prédisposés à la phtisie; puis, pour les individus déjà phtisiques, surtout dans la tuberculose héréditaire, lorsque les lésions ne sont pas très étendues. Avec Sokolowski, nous ajoutons que l'hémoptysie n'est pas une contre-indication de l'hydrothérapie.

3º *Précautions à prendre dans la cure hydrothérapique.*

Dans les cas mêmes où l'eau peut rendre de grands services, il convient de n'en user qu'avec une extrême prudence. Le médecin ne doit permettre au malade aucune initiative dans son emploi, et c'est lui seul qui doit indiquer le genre d'hydrothérapie à pratiquer et en doser la puissance.

Le médecin se rappellera donc que peu de froid est salu-

taire, et que trop de froid nuit. Un froid exagéré et prolongé paralyse les membres et arrête la vie au lieu de l'activer. Un froid court et modéré occasionne une réaction
ou réflexe grâce auquel les vaso-moteurs se dilatent, la
circulation périphérique s'accélère et la nutrition s'active.
Quatre secondes d'impression froide : telle est la limite
qui ne semble pas devoir être dépassée, et à laquelle peuvent atteindre seuls les malades susceptibles de résistance.

En second lieu, le médecin doit faciliter la réaction et
la faire aussi complète que possible. Une réaction simplement commencée ou trop longue peut avoir les résultats
les plus dangereux. Une friction énergique est donc nécessaire après l'impression du froid, et même, si le malade
est en état de la supporter, une promenade, après la friction, l'empêchera de se refroidir à nouveau.

Une impression soudaine et complète de froid est donc
un moyen curatif très délicat à manier. Si délicat, si facilement nuisible, si contre-indiqué dans bien des cas, que
beaucoup de praticiens préfèrent au bain froid ou à la douche les *lotions sur le corps* ou le bain tiède. Une impression de froid locale et courte ne semble jamais nuisible : tous les tuberculeux peuvent supporter qu'on leur
mouille les pieds pendant quatre secondes, et cette dose
de froid — la plus petite qui se puisse distribuer — est
déjà suffisamment efficace pour qu'on aie pu souvent
la recommander avec succès. Les professeurs Proust
et Dujardin-Beaumetz préfèrent en général ces applications rapides, ces « mouillures », pour ainsi dire,
d'un emploi facile et à l'abri de tout accident fâcheux,
aux violentes impressions de la douche ou du bain froid.
Peter propose des lotions sur tout le corps. Lasègue
recommande plutôt les bains tièdes. Ceux-ci, explique
Souplet, sont très efficaces dans les sueurs dites *du sommeil ;* ils augmentent l'appétit, calment l'irritation ner-
veuse des malades et leur procurent un sommeil répara-
teur. La température de ces bains doit être de 3 degrés
environ au-dessous de celle du malade.

On permettra à un spécialiste méditerranéen d'ajouter,
en concluant, qu'un bain très court dans l'eau de notre

mer d'azur donne d'excellents résultats; la température de cette eau, surchauffée par le soleil, est toujours élevée et, en outre, l'eau de mer a cet avantage sur les autres d'être véritablement thérapeutique. Pour ma part, je n'hésite pas à recommander à certains malades le bain de Méditerranée, strictement limité comme durée, et subordonné à la température du jour et à l'état de la mer.

L'ÉLECTRICITÉ

La petite fée dansante et lumineuse, hier inconnue, aujourd'hui la joie, la force et l'espérance des hommes, sera bientôt, peut-être, la plus aimée des souffrants, parmi ces bonnes ouvrières de santé que sont les forces de la nature. Les médecins l'appellent à eux; pour qu'elle se mette au service des malades.

Sans doute, ce rameau de la thérapeutique vient à peine de naître, et c'est l'avenir qui le verra verdoyant et vigoureux. Pourtant, dès aujourd'hui, l'électricité est usitée dans plusieurs maladies, et on en fait, en particulier, des applications dans la cure de la tuberculose.

On administre aux phtisiques des bains hydro-électriques, et voici comment le docteur Rani rend compte des expériences qui ont été faites :

« Il y a déjà quelques années que M. d'Arsonval a publié le résultat des recherches qu'il a faites sur l'influence qu'exercent les courants de haute fréquence et de haute tension sur l'organisme humain, cette influence agissant surtout sur les nerfs vaso-moteurs. Plus tard, il eut à observer l'influence que ces courants exercent aussi sur les micro-organismes pathogènes : ce qui l'a conduit au traitement de la tuberculose pulmonaire par ce moyen. M. d'Arsonval a fait une communication à l'Académie des sciences de Paris, de laquelle il résulte qu'ayant soumis à ce traitement dix-sept tuberculeux, il en a guéri cinq, chez qui l'auscultation et la percussion paraissaient démontrer la cicatrisation du haut du poumon, et dont l'état général était très satisfaisant. Au Congrès de Naples,

M. Mazziorani a cité des cas de guérison de la tuberculose obtenus par les bains hydro-électriques. »

Selon ces savants, l'électricité a deux effets principaux,
les mêmes que nous retrouvons dans chaque chapitre :
1° elle rétablit l'équilibre du bilan organique, qui, dans la
tuberculose, est absolument déséquilibré ; en d'autres termes, elle fortifie le terrain ; 2° elle est bactéricide et s'attaque directement aux micro-organismes.

Les principaux moyens d'application de l'électricité à la
tuberculose pulmonaire sont : le galvano-cautère, les courants continus, la cataphorèse et électrolyse médicamen-
teuse combinées, les courants d'induction (méthode du
docteur Soupinsky) et les courants statiques.

Le docteur Foveau de Courmelles utilise, de préférence,
la cataphorèse et la bi-électrolyse. Il a inventé des appareils spéciaux « ayant pour but, selon les termes du bre-
vet, l'absorption électrique des médicaments, sans que la
digestion, les injections sous-cutanées ou les bains y
jouent aucun rôle. — L'importance de ces appareils est
facilement saisissable, puisqu'ils permettent de porter sur
les organes malades eux-mêmes les substances médicamenteuses sans en infester toute l'économie. De plus, ils
rendront possible l'introduction dans l'organisme humain
des substances difficilement assimilables, que les individus affaiblis ne peuvent pas supporter. Ces appareils se
composent essentiellement :

« 1° D'une pile électrique à courants continus ou d'un
appareil d'induction à courants interrompus ;

« 2° De deux électrodes spéciales dites *dialytiques*, des-
tinées à contenir les médicaments qui seront portés dans
l'économie. »

Un certificat d'addition porte :

« Le transport électrique des médicaments sur les organes internes peut se faire non seulement par les courants continus et interrompus, mais encore et surtout :

« 1° Par l'électricité statique, c'est-à-dire l'électricité des
machines à frottement, dans les machines de Ramsden,
Holtz, Wimshurst, Carré, etc. ;

« 2° Par les accumulateurs, c'est-à-dire les piles secondaires, où la production électrique est plus grande et le courant plus constant. »

Dans le cas de la tuberculose pulmonaire, c'est de l'iodure de potassium créosoté que le docteur Foveau de Courmelles ingère ainsi électriquement.

Les savants, vous le voyez, commencent à discipliner l'électricité. Leurs longs efforts et la toute-puissance de leur méthode la mettront un peu plus tard, sans nul doute, au service des tuberculeux ; elle les guérira aussi bien que le climat, l'air, la lumière et l'eau, et, quand viendra ce temps, l'homme se sera asservi toutes les énergies de la nature : il l'aura transformée toute entière en guérisseuse, en bienfaisante.

LES MINÉRAUX ET L'ALIMENTATION

1. *Les minéraux proprement dits.*

De récentes théories, et en particulier celles du docteur J.-J. Gaube (du Gers), mettent au service du médecin une nouvelle cure naturelle antituberculeuse. Le minéral, à son tour, vient à être utilisé.

En des articles et des brochures, dans ses leçons du *Cours de Minéralogie biologique*, riches d'idées et de faits, le docteur J.-J. Gaube explique que le minéral sert de base à la vie dans le règne végétal et dans le règne animal. « Que la chaux, que la magnésie, que la potasse, viennent à manquer dans un milieu vivant, les réactions de ce milieu seront modifiées profondément; la matière protéique participera de la mauvaise minéralisation du sujet; pour les végétaux ce sera un rendement inférieur; pour l'animal, pour l'homme, ce sera la maladie. » — « La minéralogie biologique nous enseigne que chaque individu est doué d'une *aptitude de minéralisation propre* et que la vie de chaque individu est faite du *rapport de participation à la vie des éléments de sa minéralisation.* »

Et le docteur Gaube ajoute: « J'ai appelé *sol animal*, par opposition au *sol végétal*, la réunion de tous les éléments de

minéralisation de l'individu ; la qualité du sol dépend non
seulement de la qualité et de la quantité de la minéralisation individuelle ; mais encore et surtout du rapport des
éléments de cette minéralisation entre eux. Pour l'animal, pour l'homme comme pour le végétal, le rendement
est adéquat à la valeur du *sol*, c'est-à-dire à la valeur de
la minéralisation. Je détermine la valeur du sol animal
en analysant le liquide urinaire ; je fais cette analyse
comme s'il s'agissait d'analyser une terre pour en déterminer la valeur culturale... La différence trouvée entre le
taux moyen normal des éléments de minéralisation et le
poids des éléments dosés servira de base à notre thérapeutique ; nous restituerons à notre déminéralisé, poids moléculaire pour poids moléculaire, la minéralisation défaillante. »

Ces principes une fois exposés, quelle application doit-
on en faire au traitement de la tuberculose ?« Toutes les af-
fections microbiennes, nous répond-on, se traduisent par
une perte de chaux et de magnésie ; la chaux et la magnésie s'éliminent en majeure partie sous la forme de phosphates ; c'est donc à l'aide de *phosphates de chaux* et de
magnésie que nous reminéraliserons les *toxininés ;* dans
quelques cas, dans la tuberculose, par exemple, nous
ajouterons des *chlorures* aux autres agents de reminéra-
lisation, parce que les tuberculeux sont des hypochlorurés
à l'encontre des arthritiques qui sont des hyperchlorurés ;
le schéma de l'arthritisme, c'est l'*hyperchlorurie ;* le schéma de la tuberculose, c'est l'*hydochlorurie.* »

D'autre part, certains minéraux sont spécifiques de certains tissus, on peut dire de certaines cellules. L'iode,
l'arsenic, par exemple, sont les minéraux spécifiques des
éléments anatomiques du corps thyroïde ; le magnésium
est le minéral spécifique de la cellule spermatique et de la
substance grise des centres nerveux. Si, en vue des applications thérapeutiques, nous recherchons le minéral spécifique des bactéries, nous constatons qu'elles ne contiennent point de chlore ni d'iode ; leur protoplasme n'a point
d'aptitude de minéralisation ni pour le chlore, ni pour l'iode.
« Ajoutez du magnésium à la bactérie, vous augmentez son

rendement; ajoutez de l'iode à la bactérie, vous arrêtez net son évolution. »

On voit sans peine la grande utilité pratique de cette seconde remarque. « En effet, si, dans un milieu vivant et éminemment complexe, à réactions multiples, ce qui veut dire relativement capable d'une grande résistance, tel le milieu animal, le milieu humain, nous pouvons introduire, sans danger pour l'agrégat multicellulaire qui le représente, de l'iode contre la bactérie, nous aurons trouvé le remède au plus grand nombre des *infections* qui viennent se greffer sur l'animal, sur l'homme, malingres, fatigués, surmenés, et, en dernière analyse, toujours déminéralisés. En ce qui concerne les bactéries, en général, je crois, conclut le docteur Gaube, avoir trouvé leur remède dans un corps très chargé d'iode, et cependant inoffensif, dans l'*iodobenzoyliodure de magnésium.* » En d'autres termes, après avoir fortifié le terrain, ce qui est le premier desideratum de tout traitement antituberculeux, la cure minérale s'attaque directement aux bactéries, ce qui est le second desideratum.

Le soluté d'iodobenzoyliodure de magnésium s'emploie sous forme d'injections sous-cutanées; ces injections sont indolores et de réaction généralement nulle. Les doses varient avec chaque état bactérien infectieux.

Le chimiste Hélouïs a découvert un autre corps, qui, une fois absorbé par l'organisme, le fortifie merveilleusement et, le premier, il l'a utilisé en thérapeutique. C'est le *vanadiol*, un dérivé du *vanadium*. Il possède la propriété remarquable de produire, aussitôt absorbé, de l'oxygène à l'état naissant, qui, se fixant sur l'hémoglobine du sang, la transforme en oxyhémoglobine, et cela indéfiniment, simplement parce qu'il se trouve dans l'organisme une quantité extrêmement petite de vanadiol. D'autre part, il fixe l'oxygène sur les toxines, de manière à les oxyder, et de la sorte à annihiler leur virulence. Le Dr Le Tanneur a fait à l'hôpital Beaujon, à Paris, de nombreuses applications de cet agent, tant par la voie stomacale que par injections sous-cutanées, et les résultats ont été remarquables. Les résultats nécessaires du traitement sont le retour impérieux de l'appétit, le relèvement des forces, l'amélioration de la nutrition, en un mot la transformation d'un terrain tuberculisable en un terrain réfractaire. J'ai expérimenté moi-même le traitement au vanadiol dans ma clientèle privée et au dispensaire de la Croix-Rouge de Cannes, et j'en ai obtenu des succès surprenants.

C'est une autre manière de minéraliser le malade que de le soumettre au traitement hydro-minéral. Telles eaux contiennent justement le minéral qui lui manque ou qui combattrait avec efficacité ses bactéries. M. Cazaux, dans les *Archives générales d'hydrologie, de climatologie et d'hydrothérapie*, d'août 1901, a bien mis en valeur les bons effets et les contre-indications de la plupart des eaux.

Si on rapproche les théories du docteur Robin de celles du docteur Gaube, on découvre dans le minéral un nouvel effet utile contre l'évolution de la tuberculose. Certains minéraux, en effet, diminuent les échanges respiratoires, dont l'exagération, prétend le docteur Robin, caractérise la tuberculose. Par exemple, il sera utile de faire prendre au tuberculeux le tartre stibié à doses fractionnées (de 0 gr. 01 à 0 gr. 05 centigr.), l'arséniate de soude et l'arsénite de potasse aux doses de 0 gr. 005 milligr., et enfin le cacodylate de soude à la dose de 0 gr. 05 à 0 gr. 10 centigr. Employés à des doses doubles des précédentes, les arsénicaux exercent plutôt sur les échanges une action accélératrice. On administre aussi avec succès l'arrhénal à certains tuberculeux, soit en injections hypodermiques, soit en gouttes, pilules ou potion. Ce médicament agit comme l'arsenic, mais il est contre-indiqué pour les tempéraments fébriles et hémophyliques. Les sulfureux sont également employés utilement dans certains cas. (Voir, à ce sujet, un article du docteur Georges Lemoine sur la *Congestion thérapeutique dans la tuberculose, Nord Médical* du 15 juin 1901.) Enfin, je ne saurais mieux terminer cette énumération de minéraux susceptibles de fortifier le terrain tuberculisable ou de ruiner la force destructive des bactéries, qu'en vous renvoyant à une consciencieuse étude du docteur Pégurier, de Nice, dans la *Revue internationale de la Tuberculose* de janvier 1902.

L'auteur, après avoir soigneusement classé les diverses substances selon leur action respective, conclut par une idée qu'il voudra bien nous permettre de prendre à notre compte : Puisque l'on connaît, dit-il à peu près, des substances minérales capables de relever l'organisme défaillant et d'attaquer directement les bactéries, il faut les employer autant pour les prétuberculeux que pour les tuberculeux. N'est-il pas rationnel, en effet, de rassembler toutes nos armes dans la lutte à laquelle nous assistons, de renforcer l'efficacité de la cure hygiénique au moyen de tous les autres éléments thérapeutiques dont nous disposons?

2° *L'alimentation.*

Le problème de l'alimentation touche de près à celui de la minéralisation, ou plutôt c'est une autre face du même problème. Par l'alimentation, l'organisme ingère et s'assimile des substances qui peuvent lui être utiles ou nuisibles. En outre, de même que, à un organisme qui se déminéralise, il faut fournir un ravitaillement minéral, de même, à un organisme qui se consume, il faut fournir un continuel renouvellement de nourriture, afin qu'il aie de quoi perdre pour ainsi dire, et que ses gains ne soient jamais au-dessous de ses dépenses. En d'autres termes, il faut surveiller de très près la nature de son alimentation, et, de plus, lui constituer une *alimentation d'épargne.*

Ces conclusions, toutes théoriques, s'appuient sur des expériences décisives. Le professeur Albert Robin a observé que le chimisme respiratoire, chez les tuberculeux alcooliques, était extrêmement exagéré : et, en effet, ces surmenés, répugnant à toute nourriture, ne luttent plus contre l'infection bacillaire, leur déchéance se précipite. Au contraire, chez des malades soumis par le professeur Robin à une alimentation d'épargne, les échanges se sont promptement abaissés et sont même revenus à la normale.

Il faudra donc au tuberculeux une alimentation abondante et substantielle. Il faut surnourrir ses tissus, et, comme dit le professeur Robin, lui assurer une épargne.

Les Allemands prescrivent six repas par jour. Nous pouvons, dans notre pays, ordonner trois repas, et, en outre, des collations de lait, d'œufs, de crème, de tapioca, etc. Sans aller jusqu'à l'alimentation excessive et au « gavage » si spirituellement décrit par le docteur Teutsch dans sa brochure sur les « Ecueils du traitement hygiénique dans la tuberculose pulmonaire », nous devons nourrir nos malades souvent et beaucoup.

Et, pour y mieux réussir, nous devons lui donner une nourriture variée. Son estomac, atteint de troubles divers (1), doit être, pour ainsi dire, sollicité et flatté par la nourriture.

L'EXERCICE ET LE MOUVEMENT

« Prenez de l'exercice », dit-on à quiconque se plaint d'avoir perdu l'appétit, et il semble bien qu'à une cure par la suralimentation doive s'ajouter, comme un complément nécessaire, une cure par l'exercice. Pourtant, cette thèse est contredite par beaucoup, et l'on sait que le repos est aujourd'hui une des médications les plus en faveur de la tuberculose. Se coucher le soir de bonne heure et se lever le matin à une heure tardive, faire pendant le jour des stations prolongées sur une chaise longue dans une galerie exposée au soleil et abritée contre le vent, tel est l'abrégé de la formule médicale d'une cure de repos moyenne. Mais il peut y avoir des cures plus radicales, et beaucoup de médecins recommandent le repos absolu, le lit à perpétuité.

Les recherches du professeur Robin et celles des docteurs Lannelongue, Achard et Gaillard, semblent donner raison à ces partisans du repos. « Le repos, dit le professeur Robin, est un excellent sédatif des échanges, car ceux-ci peuvent être doublés et triplés par un travail énergique et soutenu. L'attitude contribue également à la création du chimisme respiratoire ; on exhale moins d'acide carbonique quand on est couché que dans la position assise. »

(1) Voir à ce sujet : *De l'estomac des tuberculeux*, par Montalti (Thèse de Lyon, 1893).

Voici, d'autre part, comment les docteurs Lannelongue, Achard et Gaillard rapportent leurs expériences : « Influence de la fatigue seule. Un lot témoin de dix cobayes demeure à l'intérieur du laboratoire, dans des compartiments étroits d'une cage où ils ne peuvent, pour ainsi dire, pas bouger. Les animaux sont soumis à une alimentation normale. Un deuxième lot de dix animaux est placé dans des conditions semblables de logement et de nourriture, mais il fut soumis, à partir du 19 octobre, pendant un quart d'heure, quatre fois par jour, à des mouvements de rotation qui obligeaient les animaux à se déplacer et à parcourir un certain espace. Un troisième lot de dix cobayes, soumis au même régime alimentaire et confiné dans un espace étroit, exécuta les mêmes mouvements, mais il fut maintenu dans la roue pendant un temps deux fois plus long, c'est-à-dire une demi-heure quatre fois par jour.

Pour ces trois lots l'expérience commença le 19 octobre.

Or, le premier lot, maintenu à un repos presque absolu, ne compte que deux morts, tandis que ceux qui ont été soumis à la rotation n'ont plus aucun survivant. La rotation avait pour effet de faire parcourir aux animaux du deuxième lot 480 mètres par jour et 960 mètres à ceux du troisième lot, soit, respectivement, 1920 et 3840 fois la longueur de leur corps.

Il est à remarquer que la disparition du troisième lot, dont le travail musculaire a été double, a eu lieu beaucoup plus vite que celle du deuxième, car le deuxième cobaye du troisième lot est mort le 31 janvier et le dernier cobaye du deuxième lot est mort le 1er mars. La durée de l'expérience du troisième lot a été de cent quatre jours et celle du deuxième lot de cent trente-trois jours. »

Ces expériences, si ingénieuses qu'elles soient, sont parfois contredites par un grand nombre d'autres faits, qui ont cet avantage sur elles d'être tirés des *conditions de la vie humaine*. On a observé, en effet, les bons effets de l'exercice sur maint individu tuberculeux. Les corps d'armée frontière, où le travail exigé des hommes est plus énergique et plus soutenu, sont bien loin, comme l'a fait remarquer le docteur Rouget, d'être les premiers pour

4

les pertes par tuberculose pulmonaire. On sait, pourtant, que nombre de jeunes gens entrent tuberculeux au régiment. De ces jeunes gens, *porteurs de tuberculose latente*, sont mêmes sortis, dit M. le médecin-inspecteur général Colin, « maint vigoureux soldat, des chefs illustres, qui, au cours d'une longue carrière, ont rendu de véritables services au pays ». — « J'ai vu, pour ma part, écrit M. Grancher, dans son rapport à l'Académie, bien des soldats bénéficier de leur année de service, malgré une atteinte ancienne et légère de tuberculose. Aussi, serait-ce faire une mauvaise sélection que d'éliminer d'emblée, à l'incorporation, les hommes porteurs de quelques tubercules.» Moi-même, j'ai connu un général commandant de corps d'armée qui a toujours été tuberculeux : l'exercice seul l'a sauvé. — Des bandits, des brigands, candidats à la tuberculose, mais que leur vie dans la montagne et au grand air maintenait, malgré tout, robustes, n'ont plus résisté, une fois emprisonnés ; le repos obligatoire les a promptement abattus. Les Anglais ont toujours envoyé chasser dans les plaines du Cap les tuberculeux riches. J'ai eu à donner des soins à certains de ces malades, revenus guéris, et qui s'adressaient à moi pour d'autres maladies. Leur tuberculose, à en juger par l'auscultation des lésions guéries et cicatrisées, avait été certainement grave : ils en étaient venu à bout en chassant, en se déplaçant, en vivant sous la tente. Il n'est donc pas bien audacieux de vouloir guérir par l'exercice la tuberculose, qui en retire manifestement de très bons effets.

L'exercice, en effet, donne de la vigueur aux muscles, fortifie les tissus, et, par lui, le terrain tuberculisé reçoit un surcroît d'énergie pour la lutte. Il excite la peau, et rend ainsi le même service que l'air, la lumière, l'eau et l'électricité. Enfin, il donne au malade l'appétit dont il a besoin pour sa cure d'alimentation, et facilite ses fonctions digestives.

Le lit amène des embonpoints menteurs, et ces masques de santé qu'on va chercher dans les sanatoria s'effritent peu à peu.

Je sais bien que certaines espèces de tubercules exigent

ce traitement par le repos ; je sais, par exemple, que les tuberculeux tachycardiques doivent éviter les exercices corporels, et un médecin expert devra toujours doser la quantité d'exercice utile à chaque malade. Mais ce sont là des restrictions et des précautions : il ne faut pas du tout en faire des maximes absolues et condamner en bloc le mouvement sous prétexte que, mal dirigé, mal réglé, il peut nuire.

Sous quelle forme convient-il que le malade prenne de l'exercice? Je suis d'avis, encore sur ce point, que le médecine intervienne. Tantôt il recommandera la kinésithérapie (gymnastique suédoise, massage, vibrothérapie); tantôt il invitera le malade à pratiquer des travaux faciles et variés, tels que le jardinage, la culture des fleurs ; tantôt enfin, il l'enverra se promener, à doses réglées et mesurées, dans quelque beau pays, au climat salubre et en soleillé.

CONCLUSION

A la fin de cette longue analyse, nous sommes autorisés à recevoir comme certaine la formule que nous nous sommes proposé de démontrer : nous avons tout autour de nous, et sous notre main, en quelque sorte, la guérison de la tuberculose. L'air que nous respirons, le soleil qui nous chauffe et nous éclaire, l'eau où nous nous baignons, toutes les forces éparses de la nature, sont autant de médicaments antituberculeux. La prairie et la plage, la vallée et la montage, tiennent en réserve, sous des formes agréables et inoffensives, la santé dont nous achetons très cher la contrefaçon dans les pharmacies. Les médecins doivent donc habituer leurs clients et, en général, le grand public, à détester les drogues, souvent nocives, et à redemander à la nature le fonctionnement naturel des organes.

Assurément, la cure hygiénique a fait, en ces dernières années, de grands progrès dans l'opinion. Des médecins y ont amené leurs malades par la persuasion. D'autres savants, qui savent revêtir les explications scientifiques d'une forme élégante et claire, ont combattu dans de grands journaux et contre les drogues et pour la nature. Au premier rang de ces écrivains médicaux, je citerai le docteur Daremberg, qui, dans une série d'articles publiés par le *Journal des Débats*, a si exactement décrit tous les dangers des cures médicamenteuses employées jusqu'à ce jour contre la tuberculose. « Ces méthodes néfastes, écrit-il avec une véhémence justifiée, créent le mirage décevant d'une amélioration rapide, prélude d'une chute plus rapide encore. « Comme le docteur Daremberg, il faut répéter sans cesse au tuberculeux : « Méfiez-vous des médicaments, surtout des nouveaux médicaments. Chaque année apporte un nouveau spécifique souverain, et chaque année la multiplicité des remèdes offerts démontre que nous n'avons pas encore découvert le sauveur miraculeux des tuberculeux. Contentons-nous donc de la cure hygiénique, qui a déjà sauvé tant de malades. Quand elle est sévèrement surveillée, sagacement exécutée, elle guérit, sans que l'usage d'aucun remède soit nécessaire. Elle chasse la fièvre et permet de supprimer toutes les drogues antifébriles : quinine, antipyrine, phénacétine et autres antipyrétiques. Elle supprime les congestions pulmonaires et les crachements de sang, que l'on est obligé de traiter par les opiacés et l'ergotinine. »

La cure naturelle, nous l'avons vu en détail, se concilie avec tous les systèmes qu'on a imaginés pour expliquer l'évolution de la tuberculose : en écartant avec prudence certaines exagérations à peu près inévitables dans toute généralisation théorique, le partisan de la cure naturelle peut fort bien s'approprier les principes d'Albert Robin et Maurice Binet, et ceux de Tétau, et ceux de Gaube. Passant en revue tous les éléments de cette cure, nous avons vu que chacun d'eux s'accommode, pour peu qu'on sache en user, de ces diverses interprétations de la maladie. La nature répond à toutes les questions, à tous les doutes. Nous avons, en même temps, constaté que la cure naturelle s'adapte à toutes les formes possibles de la tuberculose. Elle est aussi ondoyante et diverse que la maladie. A tel malade, on donnera plus d'air ; à l'autre, plus de soleil; à un troisième, plus de mouvement, selon ses besoins actuels, selon le degré de son mal. La nature se laisse facilement doser et régler : elle récèle autant de moyens de guérir qu'il y a de guérisons à opérer.

La tuberculose, sous quelque forme qu'elle se présente, doit être attaquée par deux côtés à la fois : dans son principe, qui est le bacille de Koch, et dans son milieu favorable, qui est la faiblesse du terrain où elle évolue. Nous avons vu que chaque moyen naturel sert en même temps à fortifier l'économie générale et à tuer le microbe envahisseur. Donc, il n'est pas besoin de chercher hors de la nature des auxiliaires pharmaceutiques.

Il est nécessaire de rappeler ici que, pour obtenir de la cure naturelle son plein effet, il est besoin tout à la fois de la bonne volonté du malade et de l'attention soutenue du médecin. « La mobilité de l'esprit des tuberculeux, écrit le docteur Daremberg, est souvent un grand danger pour eux. Le cerveau de ces malades se laisse aussi facilement envahir par l'enthousiasme que par la dépression morale. » C'est le médecin qui doit, à chaque instant, soutenir cette volonté prête à défaillir. Ses visites seront donc fréquentes et cordiales. Il n'aura pas le visage froid, les gestes et les paroles autoritaires du directeur de sanatorium ; le malade ne verra pas en lui l'organisateur d'une entreprise qui vend le soleil, le gîte et la soupe quotidienne. Le médecin du tuberculeux doit être son confident, son ami. En outre, il faut qu'il s'adapte, avec une souplesse ingénieuse, aux besoins particuliers de chacun de ses malades. C'est-à-dire qu'il n'appliquera pas une méthode uniforme, une règle de vie unique, comme dans les sanatoria, où l'existence de tous les malades rentre dans une même discipline.

Avant de terminer cette étude, il me paraît conforme aux besoins et aux goûts de notre époque d'en tirer quelques conséquences sociales.

Et d'abord, puisque la guérison de la tuberculose se trouve dans la nature elle-même, pourquoi ne serait-ce pas, en quelque sorte, un devoir civique pour chacun de nous de demander la force et l'immunité à l'eau, à l'air, au soleil, à la lumière, au mouvement? Pourquoi, puisque c'est chose si facile, ne considérons-nous pas comme une tâche morale de faire de nous des créatures saines et sans danger pour nos semblables?

Depuis plusieurs années, les médecins, les publicistes, les pédagogues, réclament une éducation physique *nationale;* et il ne semble pas que leurs revendications doivent être écoutées. Les maisons d'éducation, comme nous l'avons montré dans un récent travail (1), continuent à être privées d'air et de soleil; les écoliers continuent à être courbés sur les pupitres, en violation des lois naturelles, tous les jours, pendant de trop longues heures. Quelques vaillants essais pour restituer au corps ses droits sont restés isolés: l'Université n'a pas su profiter des tentatives de Liancourt, des Roches, et de l'Estérel. Le baron de Coubertin a voulu constituer, dans chaque lycée, une société de sports athlétiques; mais que de mauvaises volontés et d'apathies lui barrent la route! La Ligue girondine de l'Education physique a pu organiser, dans les Lycées du Midi, des sociétés de jeux et de sports, mais les élèves qui en font partie sont une minorité dérisoire, et tandis qu'ils jouent au foot-ball dans le grand air d'une prairie, les autres préfèrent se promener de long en large dans une cour sombre, en fumant des cigarettes prohibées ou en tenant des conversations malsaines. Quand le football sera-t-il obligatoire?

Le docteur Gilbert Lasserre, président de la Ligue girondine, précise fort bien ce qu'il faut entendre par sport en matière d'éducation. « Lorsque nous parlons d'éducation physique, nous entendons donner au corps dans ses différentes parties, muscles, squelette, voies respiratoires, système nerveux, les éléments nécessaires à la bonne exécution des divers exercices constituant, dans la vie, les actes physiques obligés et facultatifs qui, avec le plaisir, entretiennent l'organisme en bon état d'équilibre ou contribuent encore à le fortifier. »

En outre, quand on parle d'éducation physique de la

(1) Baradat, *Les établissements centralisés d'éducation et la tuberculose.*

jeunesse, ce n'est pas seulement à l'enseignement secon-
daire qu'il faut penser, c'est aussi et surtout à l'enseignement primaire. La nation est presque toute entière élevée
dans les écoles communales : l'instituteur a donc un devoir
essentiel. Il doit montrer à ses élèves les effets salutaires
de la nature, leur en enseigner l'usage, les habituer à
l'hygiène et aux exercices physiques, les sauver ainsi de
la tuberculose. L'instituteur, autant et plus que le médecin peut-être, peut chasser de France le fléau. Qu'il com-
batte auprès de ses supérieurs, auprès des communes,
auprès des élus, pour obtenir de grandes salles aérées et
ensoleillées, un mobilier hygiénique, de vastes cours.
Qu'il enseigne aux enfants le respect du corps autant que
le respect de l'âme. Qu'après leur avoir meublé l'esprit de
belles sentences morales, il dirige lui-même leurs jeux et
se plaise à les voir s'ébattre. Qu'il exige d'eux une pro-
preté minutieuse. Qu'il leur apprenne en même temps la
méfiance et le dégoût de l'alcool, ce terrible pourvoyeur de
la tuberculose. Qu'il se rende compte du grand devoir
social qu'il doit remplir.

Enfin, ce n'est pas à l'école et au lycée que doivent s'arrê-
ter les bienfaits de la nature. Il faut les prolonger au delà,
et user d'elle toute la vie. « L'ancien lendiste, dit le docteur Philippe Tissié, fonde une famille ; son premier soin
est d'intéresser sa jeune femme aux joies de l'action physique en plein air, l'enfant naît beau et bien portant et,
tandis que la mère l'allaite, le père s'entretient toujours
souple et fort. Telle est la psychologie de la nouvelle
génération. C'est en cela que consiste la révolution des
mœurs présentes de l'âge adulte. Les pères et les mères
parlent un même langage, ils peuvent s'unir ainsi pour
traiter de l'avenir de leurs enfants, et cela pour le plus
grand bien de la Patrie. »

Mais les pauvres, nous dira-t-on ? Tous ceux qui étouffent dans des quartiers insalubres, dans des ateliers sur-
peuplés, et qui ne peuvent pas se nourrir assez pour résister
à la tuberculose ? Eh ! bien ceux-là, qui sont foule, la nation
doit venir à leur aide ; ils font sa force ; elle doit, ne fût-
ce que par intérêt, les sauver de la maladie, en leur

donnant, à eux aussi, leur part de nature. A la place des rues empestées où s'entassent les calamiteux, il faut que soient percées de larges avenues, où circulent librement les rayons du soleil et les brises de l'air. Il faut que les ateliers soient larges et sains. Il faut que de vastes promenades, dans les villes, accueillent les ouvriers dans leurs heures de repos. En un mot, il faut que l'hygiène devienne une chose sociale, une préoccupation d'intérêt public.

De la nature partout! Ce cri, où les hommes de la Renaissance concentraient tous leur espoirs, tous leur rêves, nous le répétons aujourd'hui en lui redonnant son sens propre. Ce n'est pas seulement d'art naturel que nous avons besoin; ce qui nous manque le plus à présent, c'est la vie naturelle. Nous nous mourons faute d'air, de lumière, de mouvement. Aérons, ensoleillons la vie humaine!

TABLE DES MATIÈRES

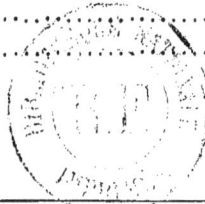

Poitiers. — Imp. Blais et Roy, 7, rue Victor-Hugo

www.ingramcontent.com/pod-product-compliance
Lightning Source LLC
Chambersburg PA
CBHW050535210326
41520CB00012B/2589